생의 근본

근본에너지 움직임대로
생의 근본

초판 1쇄 인쇄　2024년 07월 22일
초판 1쇄 발행　2024년 08월 09일

신고번호　제313-2010-376호
등록번호　105-91-58839

지은이　고상현

발행처　보민출판사
발행인　김국환
기획　김선희
편집　조예슬
디자인　김민정

ISBN　979-11-6957-196-8　　03110

주소　경기도 파주시 해올로 11, 우미린더퍼스트@ 상가 2동 109호
전화　070-8615-7449
사이트　www.bominbook.com

- 가격은 뒤표지에 있으며, 파본은 구입하신 서점에서 교환해드립니다.
- 이 책은 저작권법에 의하여 보호를 받는 저작물이므로 무단 전재와 복사를 금합니다.

근본에너지 움직임대로
생의 근본

자연인 고상현

근본에는 무한대의 생명에너지가 존재하며
몸이 근본으로 다가서면 모든 병이 소멸된다

보민출판사

서론

　자연은 만물의 근본으로, 근본은 흔들리거나 정복되거나 대체생산되지 않는다. 자연은 무(無)에서 근본에너지의 작위에 의해서 창조되어 탄생과 생성의 겹겹과정을 거치면서 재생, 진화, 퇴화되는 과정으로 연결되어 이어져 내려온 지금의 자연은 최초의 자연과 자연에너지는 동일하며, 자연은 근본에너지에 의해 생성과정을 겪게 되며, 능력자에게 정복되거나 대체되지 않는 필요불가결의 불가항력으로, 자체에 내재되어진 절대치 에너지 값은 인간이 모방하거나 범접되질 않는 무한질량의 순수에너지이다.

　인간은 자연 그대로 순응하는 것만이 비교 불가결한 최상의 방법이며, 자연은 순리에서 융성하여 번창하지만 역행하면 손실되거나 괴멸되어지며, 또한 누구나 자연의 순리방식으로 접근하여 활용하면 융성해지지만 역리방식으로 활용하게 되면 쇠하여지거나 손실이 크다. 인간의 삶에는 자연의 움직임 방식으로 사는 것보다 더한 가치는 존재하지 않으며, 자연의 방식을 그대로 습득하는 공력보다 더한 가치는 없다.

예부터 성현, 성자들이 갈구하여 누리고자 하는 최고 인간 가치는 자연에너지를 운용하여 자연의 숨결 같은 에너지를 실현하는 몸을 만들어 순수자연에너지를 운용하여 사는 것만이 삶의 질을 최고도로 높이는 것으로, 인간이 누릴 수 있는 최고의 행복 가치를 창출하는 것으로, 이 세상에서 누릴 수 있는 최고의 가치이기도 하다.

자연에너지 활용하게 되면 인간은 인간의 한계성을 초자연과 견주게 되는 삶을 열어 누려가게 되는 것으로, 인간 자연인이 되기 위해서는 자연 근본 도의 내공을 지녀야 초자연의 에너지를 활용하는 삶을 열어갈 수가 있다. 자연에너지 발현하여 자연의 존재를 이루게 하는 근본의 내공력을 지녀야 무한자연에너지를 일상에서 운용하면서 천하천수를 경영하게 된다.

자연의 존재되는 우주에너지 역량에 따라 태양, 달, 지구, 생물체의 탄생, 성장, 재생, 진화되어 생성하며 존재를 이루게 된다. 태양, 달, 지구, 코끼리, 침팬지, 인간 등 존재하는 것은 모두가 자연으로, 자연은 근본을 벗어나서는 존재가 소멸되어지는 관계로, 근본에 다가설수록 에너지의 활성으로 번창, 장수, 건강, 부귀, 영화, 행복을 누리게 되며, 근본을 벗어날수록 에너지는 약화되어 질병을 얻거나 퇴화 또는 빈곤하거나 사멸되어지는 자연법칙이다.

근본을 벗어나서 생겨나는 자연의 병듦은 근본으로 되돌아와야 해결점을 찾게 되며, 자연의 부분인 인간 몸의 질병은 자연 근본 움직임의 질서를 벗어나서 생긴 것이라서, 자연 근본으로 회귀하지 않으면 질병의 소멸은 소원하다. 의도나 작위에 의한 방법을 적용하여 활용하게 되면 자연 본질이 퇴화되어 본체의 소멸 또는 사멸되는 방향으로 전개된다. 모든 질병의 소멸은 자연 근본으로 회귀하여야만 종결점이 되며, 자연의 순응방식대로 자연과 더불어 갈수록 지복감이 극대된다.

자연생명체는 근본에서 탄생되며, 반대의 종결지점 또한 근본이며, 근본을 벗어나서 생겨난 질병은 근본으로 회귀하여야 종결된다. 생명체는 근본에 다가설수록 융성, 건강, 장수, 부귀, 행복을 누리게 된다. 자연의 존재를 이루게 되는 근본에너지는 누구도 거부할 수 없는 절대적 가치이며, 근본에서의 자연에너지에 의해서 자연이 존재하게 된다.

2024년 여름
자연인 **고상현**

부드러움은 만병통치약

자연의 근본은 부드러움이다
여린 부드러운 에너지에 의해 우주가 탄생하고
생명체가 생겨나고 성장하고 진화하고 살아 숨 쉰다

부드러움은 생명체의 존재를 이루는 근본에너지로
이완의 정도는 부드러움의 척도이며
최고조의 부드러움에서 탄생, 성장, 재생, 진화가 이뤄지며
이완도의 결여에서 경직, 질병, 노화, 죽음에 이르며
이완도의 활성에서 경직해소, 질병해소, 노화지연,
회생이 이뤄진다

인간의 생명체는 이완력이 높을수록 근본에 가깝고
젊고 건강하며 활기왕성하다
또한 이완력이 떨어질수록 근본에서 멀어지게 되어
몸은 힘들고 경직, 질병, 노화에 이르게 된다
인간의 최고의 능력은 이완술이며 이보다 더한 가치는 없다

천하를 다 거머쥔 노인네가 청춘의 기치에 비할 수가 없으며

병든 자가 건강한 자보다 비할 수가 없으며
이완능력이 뛰어난 자는 천하에 부러울 게 없다

마음의 최고 경지가 부드러움이고
몸의 최고의 경지가 부드러움이고
음악, 스포츠, 사랑 등 삶의 최고 경지가 부드러움이다
부드러움의 본질은 에너지이며
에너지에 의해서 부드러워진다

암은 정복되지 않는다

자연계의 움직임에서 바라보는 암은 단지 생활습관의 결여에서 생겨난 질환으로, 근본으로 되돌리는 몇 가지의 습관만 바로잡아주어 실천하면 쉽게 벗어날 수 있는 단순 질환이다. 암이 생겨난 원인은 몸의 근본을 이루는 뼈에서 시작되며, 순리방법에 의한 몸이 근본으로 돌아오게 되면 자연에너지 움직임 따라 왕성한 혈행으로 저절로 소멸되는 질환이다.

기원전 약 7,000년 전 고대 그리스 시대부터 현대에 이르기까지 의학계는 암에 대한 연구와 치료를 위해 수많은 노력을 하여 왔으나, 그 원인인 자연의 움직임을 모르는 관계로 종양이 몸에 나타난 부위마다 종류별로 300여 종의 이름을 붙여놓고, 그 발생원인과 치료방법을 찾고 있으나 어떠한 해결책도 내놓지 못하고 있다. 그런 이유로 의학계는 오로지 눈에는 눈, 이에는 이라는 방식으로 종양이 보이는 대로, 이름표를 붙여놓고 종양을 억압하거나 제거하는 데만 몰두하고 있는 실정으로, 수많은 사람들이 실험대상으로 희생양처럼 목숨만 잃고 있는 현실이다.

의학계는 암의 발생원인과 치료방법을 알 수 없기 때문에, 오로지 종양을 제거하거나 진행을 억제하는 데 전력을 다하고 있지만, 안타깝게도 암은 머리 싸맨다 해도 정복되는 질병이 아닌, 몸이 근본으로 되돌아와야만 자연에너지 작위에 의해 저절로 낫게 되는 일종의 천형(天刑) 질환이며, 오로지 환자 스스로 그릇된 생활습관을 버리고, 바른 습관을 실행해줘서 몸이 근본으로 돌아와야 사라지게 되는 습관성 질환이다.

습관성 질환은 몸을 움직여 우주자연의 근본방식으로 몸을 회귀해줘야 하는데, 환자 자신의 그릇된 습성을 고치지 않고, 대중요법 등에 의존하여 약물, 방사선, 수술 등으로 종양을 없애거나 제압하게 되면, 몸의 근본인 기초체력이 무너지게 되어 기력상실을 유발하여 암을 낫게 하는 것이 아니라, 몸이 먼저 무너져 버리게 되는 등 걷잡을 수 없는 회복 불가능 상태로 진입하게 되기도 한다.

 암을 이겨내거나 정복하려면 목숨을 내놓아야 한다
 근본을 바탕삼은 삶을 살면 암이 몸에 생기지 않으며
 암이 몸 안에 있다는 것은 그릇된 삶에 대한 경고이다
 경고를 바르게 알아차리고 습성을 몸이 원하는 근본으로
 되돌리면, 아주 쉽고 빠르게 몸에서 사라져 버린다
 경고를 가볍게 대하거나 무시 또는 경솔하게 대처하면
 당신은 많은 것을 잃게 될 수도 있다

 암은 과거의 잘못된 습관의 누적으로 생겨난 질환으로
 당장 급하게 서둔다고 치료되어 몸에서 떨어져 나가는 것도 아니고

지금 당장은 당신에게 위해를 가하지 않는 경고장이며,
급한 마음으로 서둔다 하여 빨리 사라지는 것도 아니다
가장 느리고 여린 자연에너지의
움직임대의 시간 흐름이 회복기점이며
가장 빠른 완치방법이다

지금 당장 어떠하지도 않는데
잘못된 습성을 고치지도 않으면서
급한 결정으로 치료할수록 괴리만 키우게 되는 천형이다
늦게라도 일상의 습관만 근본으로 바로잡아주면 저절로 사라진다
반드시 몸이 근본으로 회귀하여야만 치유가 종료되는 질환이다

자연은 인간에게 정복되지 않으며
인간이 자연을 회복하지도 못한다
자연이 인간 자연을 회복하게 된다
자연에너지에 의해서 존재가 결정된다

목차

서론 • 4
부드러움은 만병통치약 • 7
암은 정복되지 않는다 • 9

제1장. 근본

근본 • 20
몸의 근본 • 22
마음의 근본 • 24
근본수련 • 25
근본에너지 • 27
근본에 이르면 • 29
일상에서 근본으로 다가서기 • 31
근본이 무너지는 일상의 행위 • 33
근본에 이르면 좋아지는 것 • 34

제2장. 수련

수련이란 • 38
수련의 목적 (1) • 39
수련의 목적 (2) • 40

수련의 경지 • 41

수련의 정도 • 42

수행자의 자태 • 43

수련의 실상 • 45

수련의 진수 • 47

최고도의 수련 • 49

비움이란 • 51

관조의 실체 • 52

제3장. 고통

고통을 주시나이까 • 56

고통이 생겨나는 것은 • 59

정석 고통 대응방법 • 62

경솔한 고통 대응방법 • 64

노화 진행에 따른 고통 • 67

고통을 타협하지 말라 • 70

고통과 기쁨 • 72

제4장. 생명에너지

에너지는 생명력 • 76

힘과 에너지 • 79

이완능력 • 82

내공과 외공의 차이점 • 85

인간의 수명 • 87

뼈가 건강해야 천수를 누릴 수가 있다 • 89

경직과 이완 • 91
최상의 보행방법 • 93
맨발걷기의 좋은 점 • 98
힘을 얻는 방법 • 101
복식호흡이 좋은 점 • 102
순리의 건강조건 • 104
장생 건강관리 운동법 • 107
생명에너지를 얻는 단전호흡 • 111
생명체 환골 • 115

제5장. 절제

장수(長壽) • 120
꾸준한 일상보다 더 대단한 것은 없다 • 121
절식(節食) • 123
복을 짓다 • 128
귀인을 만나라 • 129
편안함 • 132
담백한 음식이 좋다 • 133
체력과 기력 • 135
생존의 법칙 • 137
남을 탓하지 말라 • 139
운동을 열심히 한다고 건강한 게 아니다 • 142
고수 • 144
자연의 가치 • 145

제6장. 근본과 질병

근본에서의 질병 • 150
근본치유 (1) • 152
근본치유 (2) • 153
근본요법과 대중요법 • 155
근본요법 치료와 대중요법 치료 • 157
질병 완치의 척도 • 162
몸의 재생 • 167
100일 자연의 치유시간 • 169
감기몸살은 질환이 아니다 • 170
어떤 수술도 하지 말라 • 174
병이 낫는 것은? • 177
건강에 집중하라 • 178
면역력이란 • 181
속 근육이란 • 183

제7장. 만성질환 근본치료

고혈압, 당뇨 • 188
심장, 뇌질환 • 190
대장, 위장 질환 • 193
척추, 어깨, 무릎 관절질환 • 195
정신질환 • 199
신장질환 • 201
치매 • 203
모든 병이 사라지다 • 206
고시혈증 해결방법 • 210

만성질환(기저질환) • 214
급성, 응급질환 • 217
불치병은 없다 • 219

제8장. 암 근본치유

암은 근본으로 되돌리지 않으면 낫지 않는다 • 224
암은 기운을 얻지 못하면 낫지 않는다 • 226
암치유의 근본자세 • 229
암치유의 근본요법 • 233
암치료의 정석 • 241
암치료의 비책 • 244
암 치료방법이 적절한지는 자신이 먼저 안다 • 250
암을 극복하려면 체력과 기력을 높여라 • 254
암환자가 걷지 않으면 낫지 않는다 • 257
체력 상승에 도움이 되는 음식물 • 259
암치료에 도움이 되는 습관 • 267
암이 과연 낫는가 • 269
암이 생겨난 이유 • 271
암은 몸의 어디가 좋아져야 하는가 • 274
암은 왜 전이되는가 • 276
원인불명암 치료방법 • 278
암은 유전인가 • 280
암은 자신의 빚이다 • 282
암은 뼈가 부드러워져야 낫는다 • 288
산골생활이 암치료에 도움 • 290
암은 에너지 결핍에서 오는 질환이다 • 292
암에 잘 걸릴 수 있는 체형과 습관 • 295

평생 암 걸리지 않는 방법 • 297
기적은 존재하지 않는다 • 299
말기암 근본치유 (후기) • 303
췌장암 근본치유 (일지) • 325
난치병 근본치유 (일지) • 330
참회하라 • 337
건강과 질병관리의 꿀팁 • 339

제9장. 근본으로

근본의 역할 • 348
평화롭게 근본으로 • 350
머무는 곳이 명당이다 • 359
근본 • 360
자연인 이력 • 361

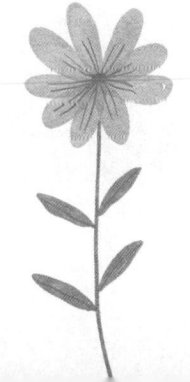

몸이 원하는 대로 하는 것은
근본으로 다가서는 것이며

마음이 원하는 대로 하는 것은
근본과 멀어지는 것이다

근본으로 다가설수록
몸과 마음이 편안해진다

제1장

근본

근본

만물이 존재를 이루는 시작점
만물이 생동하게 되는 출발점
우주가 형성되는 근본,
인간이 형성되는 근본에는
무한대의 자연에너지가 존재하며
비움의 극치에 이르러야 얻게 되는 자연에너지로
우주 탄생의 시발점이다

만물이 존재하는 알림 자체에 이름하여 근본이며
인간이 탄생 시점이자, 생명이 끝나는 기점이며
인간이 자신의 힘으로 근본에 이르려 한다면
몸과 마음을 벗고 숨이 의미 있는 상태를 벗어나
근본에 이르게 되면 무한에너지 운용하게 된다

내공력으로 머무름을 지나고 나서 이르게 되는 경지로
근본에 다다르면 무한자연에너지 운용으로
탄생, 생성, 재생, 진화의 근간이 되는 기점이다
인간 본래 모습의 본연으로

탄생, 생성, 진화, 수명, 회생의 본래점이며
질병 물러나는 기점, 절대 회복의 기점이다

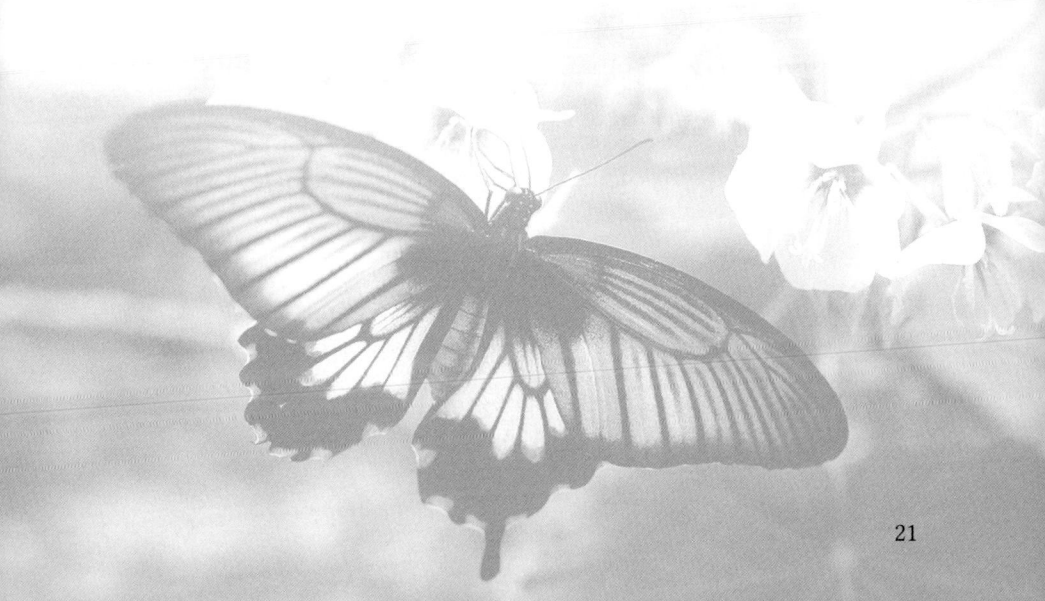

몸의 근본

마음도 몸도 다 비우고
비움의 극치를 넘어서면 취할 것도 없고
취하지 않아도 취한 것인 상태에 이르고 나서야
근본에 이르게 된다
우주 탄생의 시점인 상태로
우주자연에너지가 무한대로 담겨 있으며
내공력자*는 숨 쉼도 필요치 않은 상태이다
몸이 근본에 이르러 우주가 되어버리면
무한자연에너지 움직임에 의한 영속의 생성을 이루게 된다

단전호흡 수련으로 단전을 이뤄 소주천을 이루고
상당 경지에 이르게 되면 몸이 근본에 다다르게 된다
몸이 근본에 이르면 무신(無身)*의 경지에 이르고
우주자연에너지 운용으로 수(壽)를 영속 생성단계로 이끌게 된다

근본에는 무한우주에너지가 형성되어 있어서
생명의 탄생, 생성, 진일보 진화의 기점, 만병의 치료기점으로
몸의 병이 근본에 이르면 만병이 완치되어 사라진다

무한대 우주자연에너지 영역으로
몸의 우주는 골반 속 환골이며,
내공자는 환골에너지 운용하여 치병, 수(壽) 운용하게 된다

註)
* 내공력자 : 단전이 경지에 이른 자
* 무신 : 근본에 이르면 몸(숨)과 마음이 사라진 상태
  몸이 우주에 이르면 우주와 동일시로 숨은 의미가 없다
* 단전은 몸의 근본으로 다가서는 데 필요한 연장이다

근본에 다가서면
    몸이 부드러워진다 ~자연인~

마음의 근본

마음수련, 선수행 등으로
마음을 비우고 나면 무아지경*에 이르고
마음의 평화를 얻게 된다

마음이 근본에 이르면 무념무상*에 이르고
마음의 병과 걸림이 해소된다

註)
* 정신을 집중하여 스스로를 잊고 있는 경지
* 마음이 자신하고는 무관하다는 것을
  알아차리고 나면 마음이 일어나지 않는 경지
  마음의 평화는 뇌파에 의한 지복감이
  일시적으로 감지, 느낌으로 다가선다

* 정도의 수련자는 수련도에 따라
  마음이 생겨남과 사라짐, 애증이 씻김되면서
  마음의 끄달림에서 점차적으로 벗어나게 된다

근본수련

마음의 깨달음은 수련을 통하여 근본에 이름이며
마음이 근본*에 이르면 모든 갈증이 사라져 버리며
지복에 이르게 된다

몸의 깨달음은 수련을 통하여 몸이 근본에 이르게 되면
몸과 마음의 갈등, 고통, 걸림이 사라져 버린다
몸이 근본에 이르면 모든 질병이 치유되어 사라져 버리고
몸은 노화를 멈추고 시공을 떠나 성장기로 전환되어
무병장생체계를 운기로 구축하게 된다

근본은 우주가 탄생과 유지되는 자체로
모든 생명체의 탄생, 재생, 치유되어지는 기준점이며
근본을 유지하게 되면 우주상의 영속으로 이어진다

인간이 근본에 이르려고 한다면
마음은 순간에 머무르는 허상으로 근본에 이르렀어도 순간적이다
몸이 근본에 이르려고 한다면 단선을 운기하여
몸의 근본인 환골에 이르러 우주자연을 운행하여아 한다

몸이 근본에 이르면 무한자연에너지 운용하여
몸은 노화가 멈추고 무병장수에 이르게 된다

마음이 근본에 이르렀다 하나 마음의 근본은
뇌파작용에서 일어나는 순간적 에너지이며
몸은 우주자연으로 단전이 환골에 이르면
몸이 우주자연과 동일체가 되어 장생체제로 전환된다

註)
근본수련 과정은 책 「단전생명학」 참고(자연인 著)

근본에너지

우주자연 근본에는 절대치 무한에너지가 있으며
모든 생명체는 에너지 역량에 의해 살아가게 된다
인간의 몸의 에너지 역량에 따라
탄생, 생성, 성장, 회복, 진화, 일하고, 공부하고,
운동, 예술, 음악, 창작, 재능, 건강, 장수, 수명이 결정되며

에너지가 융성할수록 성장력, 재생력, 수명력이 높아지며
에너지가 약화될수록 회복력이 약화되어 질병에 노출되기 쉽고
에너지가 좋아져야 모든 병에서 회복되며
자연에너지가 융성하면 만병에서 자유롭다

몸의 에너지를 효율적으로 생성하고, 사용하고
몸 안의 에너지원을 찾아내어 만들어서 운용하는 것이 수련이다
내공력을 지니게 되면 에너지를 생성, 운용, 비축, 건강, 질병 회복,
수명 운용이 가능해진다

인간의 몸이 근본(소우주)에 이르는 내공을 지니면
일상으로 무한자연에너지를 운용하여 활용하게 된다

또한 내공력이 약한 자라도 일상에서
근본에 이르는 행위에서는 자연에너지가 활성되고
근본에서 멀어질수록 자연에너지가 약화되며
자연에너지는 성장력, 건강력, 수명력, 지구력, 집중력, 창의력,
재생력, 생성력, 진화력 등과 연관되어 있다

근본에 이르면

단전호흡으로 몸이 근본에 이르면
세상의 어떤 걸림도 사라지게 된다

물욕과 육욕을 벗어나니
일상으로 수천수만의 환희를 열게 되니
일상의 물욕이나, 육욕은 하잘것없는 미물이 되어버린다

몸의 근본인 환골에 이르면 모든 뼈가 열리어 생성을 얻고
시공을 떠나 성장과 진화를 이끌어내고
상단혈, 중단혈, 백회혈, 인중혈, 장심혈, 용천혈, 노궁혈, 피부혈 등
전신에서 자연에너지가 뿜어져 나와 운용하여
몸의 생성, 성장, 진화를 이끌어내어 지복감이 면면히 흐르고
환희의 춤을 추게 된다

환골탈태에 이르면 몸의 생성, 성장, 진화를 이르고
온몸이 하나(급소)가 되어 노화가 멈춘다

註)
몸이 근본에 이르려 한다면 숱한 환골탈태로
환골을 재생, 연마, 진화 과정을 거친 후
우주자연에 이르고, 근본에 이르고 나면
무한자연에너지를 일상으로 운용하게 된다

일상에서 근본으로 다가서기

절제, 근면, 검소

양보, 용서, 배려, 봉사하기

여행, 적당한 휴식

마음 비우기, 음악 영화감상, 작품감상

취미생활하기

자연과 호흡하며 즐기기

긍정적인 사고

낙천적인 성격

웃음, 노래 부르기

복식호흡

일상생활을 즐겁게

채식 위주 식단

지나치지 않은 육식

충분한 수면

절식(부족한 듯이 식사)

절주(3잔 이상 금주)

힘 빼고 운동하기

힘 빼고 느리게 걷기

스트레칭 위주인 운동

속 근육 위주의 운동

피로감, 가벼운 병세는 대중요법보다는

자생력, 자신면역의 자연치유 선호하기

근본에 이를수록 피로감이 덜하고

힘이 비축되어 몸은 부드럽다 ~자연인~

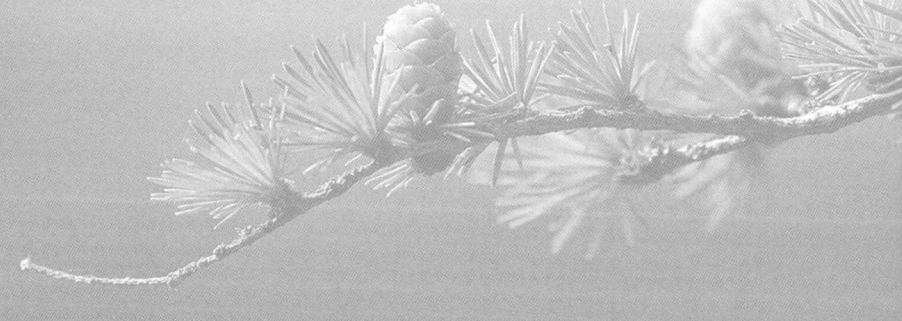

근본이 무너지는 일상의 행위

운동 안 하기
영양제, 영양식, 보양식 위주의 건강관리 요법
대증요법(약물복용) 위주의 건강관리
겉 근육 또는 과다 근육질 위주의 운동
과식, 과로, 과음, 과욕, 성냄, 불면, 흡연
게으름, 나태한 성격
스트레스
증오심, 복수심
남 탓하기
이기적인 사고
배타적인 사고
부정적인 사고
과도한 수면
과도한 욕정

註)
근본에서
벌어질수록 혈행이 원활치 못하며
질병으로 전개 또는 노화 촉진된다

근본에 이르면 좋아지는 것

머리가 맑아진다
몸이 가볍고 젊어진다
몸이 부드러워지고 피로감이 개선된다
피가 맑아지고 혈행이 왕성해진다
기력이 향상된다
허기가 없어진다
추위, 더위를 덜 탄다
뼈의 골수가 채워진다
면역력이 향상된다.
질병이 사라진다
근본에 다가설수록 에너지가 활성된다

註)
연령에 따라 근본(기력)에서 멀어질 수 있으나
단전호흡하면 연령, 시공을 떠나서 유지하게 된다

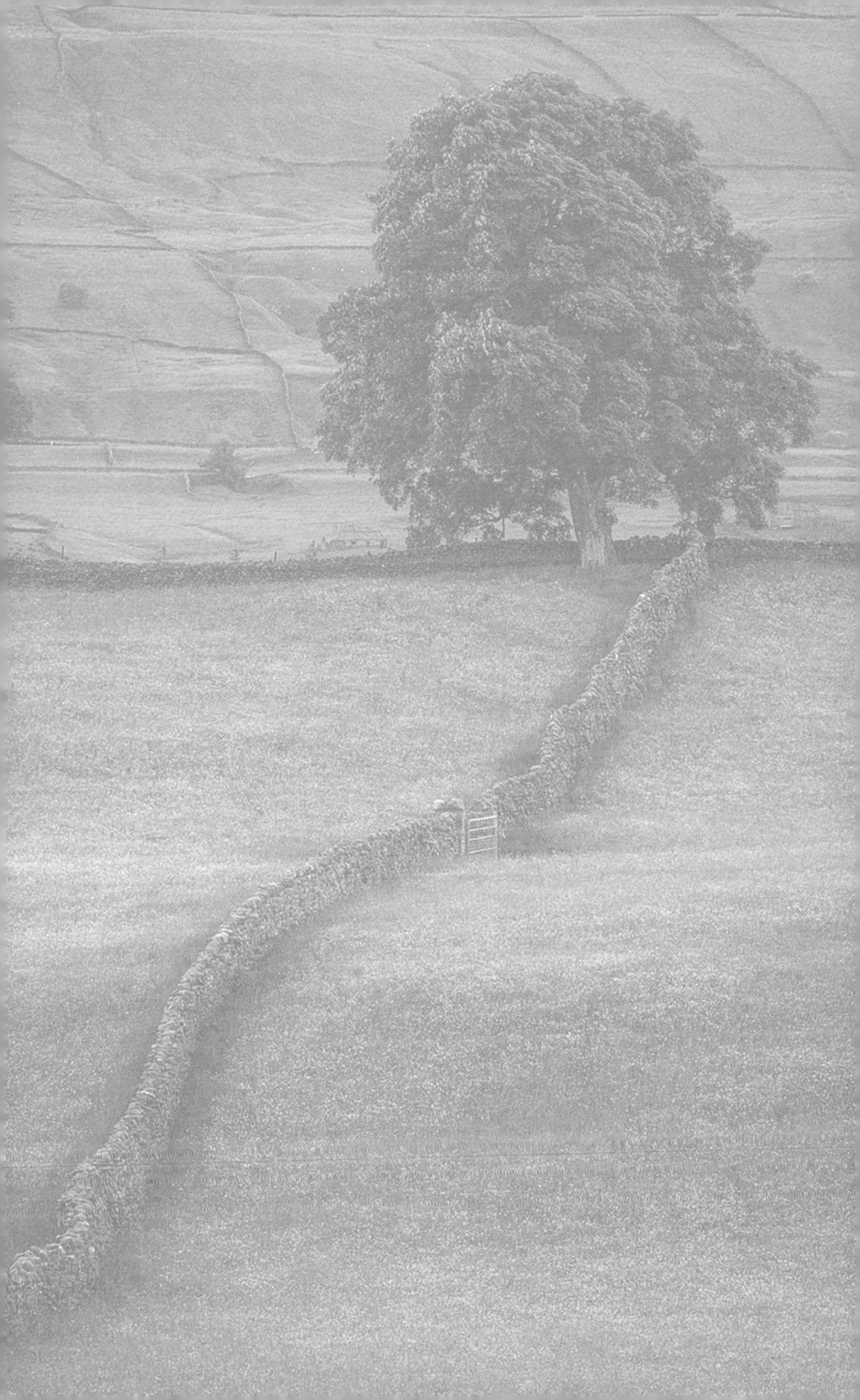

몸이 가벼워야 마음이 가벼우며
새벽에 수련해야 하루가 가볍고
날마다 수련하면 평생 지복하다

제2장

수련

수련이란

수련의 최고도는
마음의 형체를 날려버리고
몸의 형체를 모두 지우고 나서
우주의 근본에 이르는 것이다

근본에 이르러
무한대 우주자연에너지를
몸 안에서 운용하게 된다

수련으로 경지를 이루면
몸이 깃털처럼 가벼우며
몸 에너지는 무한대로 충전된다

註)
수련은 무한에너지를 몸에서 운용하여
활력 넘치는 인생을 살아가기 위한 고도의 훈련이다

몸 수련이 아닌 내면수련으로 정신세계를 섭렵하려 하면
얻는 것보다 잃는 게 많은 수련법이니 삼가는 게 옳다

수련의 목적 (1)

마음을 벗어내어
어떤 얽매임에서도 벗어나는 것

몸을 벗어
체력의 한계를 벗고 넘어서
어떤 얽매임이나 걸림 없이 사는 것

註)
마음의 경계를 벗어나고
몸의 경계를 벗어내는 훈련이다
몸의 질병, 수명의 연연함에서 벗어난다

마음의 근심, 걱정, 집착 없이 편안함을 얻고
몸의 병 없이 건강하고 활기차게
몸의 기운을 운용하여 실체적 알아차림으로
자연 결대로 수명을 연결하면서 살아가게 된다

수련의 목적 (2)

수련으로 몸의 완성도를 이뤄 한 번뿐인 삶에서
삶의 최고도를 이뤄 만족한 삶을 살기 위해서이다

수련으로 몸을 단계별 업그레이드하여
최적의 몸 상태를 만들고
미진한 몸의 기능을 최적화하여

체력을 상승시켜
삶의 질 향상, 몸의 질병 다스림
몸의 성장과 진화를 내공으로 다스림
어떠한 상황에서도 쾌적, 최상의 몸 상태, 정신 상태를 유지
현재 삶에서의 부족한 자아완성도 실현

註)
마음의 가벼움은 일시적이고
몸이 가벼워야 늘 경쾌하다

수련의 경지

마음을 벗어나 무아지경에 이르면
뇌 구조에 의한 심신이완을 얻게 되며
마음은 안정되어 평화롭고 지복을 얻게 된다

몸이 마음을 벗으면 이완을 얻어 지복을 얻게 되며
몸이 자연에 이르면 절대이완의 경지에 다다르고
무한자연에너지를 얻어, 몸은 환희의 춤을 추게 된다
무한자연에너지는 우주 생성의 근본에너지로
몸(우주)의 성장과 진화를 늘상 이끌어내게 된다

註)
이완에, 이완을 넘고, 절대이완을 넘어서
초이완에의 경지에 이를수록 몸은 가볍고 에너지는 충천된다

수련의 정도

마음을 수련하는 것은 하나를 얻는 것이고
몸을 수련하는 것은 12를 얻는 것이다

앉아서 수련하는 것은 하나를 얻는 것이고
서서 수련하는 것은 12를 얻는 것이다

마음수련은 자신을 아는 것이고
몸을 수련하는 것은 우주에 이르는 것이다

힘을 얻는 것은 하나를 얻는 것이고
힘을 내려놓아 에너지를 운용하는 것은 12를 얻는 것이다

註)
좌식호흡의 경지는 배꼽 주변이 우주이다
입식호흡의 경지는 환골이 우주가 되어
환골탈태를 통해 몸의 생성, 진화를 이끌어낸다

수행자의 자태

수행자는 항상 평상심 유지
온유 평화로워야 한다
수련에 따른 형태와 자태가
몸과 마음에 그대로 담겨 있게 된다

말은 부드럽고 곱게 하여
흔적이 남아있지 않아야 하며
몸의 움직임과 걸음걸이 하나하나가
가볍고 부드럽고 반듯하게 행하여야 된다

수행자의 몸은 자연을 닮아가서 수려하고
고(苦)가 없어지니 얼굴 형태는 각(角)이 없어지고
자태는 부드러이 부드러운 선율로 바뀌게 된다
눈은 맑고 총명하며 온유한 눈길로 바뀌게 된다

얼굴은 맑고 눈빛은 부드럽고
머리통이 부드럽게 살아나고 윤이 나게 되며
둥그런 모양새의 동안의 모습으로 서서히 바뀌게 된다

몸의 만병이 사라지고 건강, 장생 체제로 바뀌게 된다

골격은 굵고 장대하게 바뀌게 되니
수행자 건강, 장수는 고행의 선물이다
수행자는 치병, 수 운용하여 누리게 된다

수련의 실상

정법수련은 마음을 지우고 나서 몸의 실체를 통하여
우주만물의 생동하는 결대로 몸의 완성도를 이뤄 인간관계를
우주방식 방식의 결대로 무병장생체제의 몸을 경영하여
일상으로 기쁨이 충만하게 이르도록 하여
기쁨을 끝끝까지 누리게 된다

마음을 닦거나 수련하면 실체가 없어, 실익은 크지 못해도
심신의 안정에 따른 평온을 얻을 수 있으나
마음은 실체가 없어 집중(화두)을 통하여 수련도를 이룬다 하여도
몸에서 오는 끄달림(병마)은 다스릴 수가 없다

마음수련은 실상이 아닌 가상의 재료로 조리하는 격으로
마음을 관조하여도 우주(실체)가 없어 끈이 없는 연처럼
조금만 방심하여도 내면수련으로 파고들기 쉽다
실체가 없으니 잡아주는 우주(몸)가 없어 집중(화두)이 약화되면
빙의, 정신분란, 요절 발생 가능성도 열어두게 된다

실체 없는 내면수련에는 부작용이 많으니 삼가해야 하며

정신세계는 완성한다 하여도 우주가 없어 얻는 것이 미미하다
수련의 목적은 무병장수가 으뜸이며
몸을 만들어 세세하게 다스리는 것이 으뜸이다
정신적인 수확을 얻으려 한다면 발상이 불안하게 된다

수련의 진수

마음을 알고자 한다면 마음을 비워놓으면
비워둔 바탕에 마음이 생겨나고 사라짐을 알게 되고
마음이 생겨나는 이유가 드러나고 마음의 정체가 밝혀지게 된다

마음은 실체가 없는 안개처럼 생겨났다 사라져 버리는
허상이란 것을 알아차리게 되고 그러다 보면 불필요한
허상은 자신과 상관없다는 것을 알아차리게 되고 그러다 보면
쓸데없는 마음은 일어나지 않게 되어 마음이 편안해지고
마음이 편안해지면 몸도 편안해지는 게 자연의 이치이다

마음을 다 비워버리면 몸은 편안해지는 게 자연의 이치이나
마음으로 마음을 다스리면 몸은 편안해지나
완전한 몸의 지배가 아니므로 몸을 평정시킬 수는 없다
마음을 비우면 몸이 어느 정도까지는 편안함을 갖게 되나
그렇다 하여 몸이 완벽한 편안함까지는 얻지 못한다

몸을 알고자 한다면 몸을 비워놓아야 히는데
일단은 마음을 먼저 비워놓으면 몸만 남게 되나

마음만 비운다면 몸을 알지는 못한다
몸을 알려 한다면 몸을 비워야 하는데
몸을 비우는 데는 단전이라는 도구가 필요하다

단전을 만들려면 몸을 단련해야 하는데
마음을 비우고 단전이 만들어지고 나면
몸에는 단전에너지에 의해서 공간이 생기고
비워둔 공간을 따라서 공간이 생기고
공간 따라서 에너지가 생겨나고 에너지 움직임 따라
몸 안의 장기, 근육, 뇌, 뼈 등의 역할을 알아차리고
손상된 장기를 복원시키고, 기능을 극대화하여 성장시키고
진일보 진화를 이끌어내게 된다

몸의 성장과 진화를 이끌어내면서 신체기능을 업그레이드화하여
시공을 벗어나 무병장수체제의 몸을 유지시켜 주는 체질을 만들어
유지하는 것이 진정한 수련의 목적이다

최고도의 수련

수련은 생명에너지를 만들어내기 위함이다
에너지가 존재하는 한 생명체는 영속성을 갖게 된다

수련으로 소주천을 이루고 나서 환골탈태 3,000여 회 경과하는 시점에 이르게 되면 단이 몸 중심부로 움직여 이동하여 환골에 닿게 된다.

환골이 관통되면서 과거의 삶에서 퇴행, 미진, 병약했던 부분이 재생되어지는 과정마다에서 생겨나는, 근본에너지 투과로 환골의 기통과정마다의 고통 정도는 최고도의 난이도가 따르게 된다.

무수한 시간 동안의 숱한 고통과정을 넘기고 나서 환골이 재생, 성장, 진화되면서, 몸은 진인과정을 넘어서 자연계에 이르게 된다. 환골은 우리 몸의 우주자연으로 비움의 극치에서 작동되는 기관으로 몸의 삶 자태가 고스란히 남아있게 된다. 환골탈태를 거쳐 환골에너지를 자유롭게 운용하는 경지에 이르게 되면서 자연계에 이름한다.

註)
환골탈태 과정에서의 뼈를 태우는 기간은 10여 년 정도이며
최고도의 경지는 골반 뼈의 힘마저 뺀 자이다

환골탈태 3,000여 회 이른 시점에 이루게 되면
환골에서 무한자연에너지 운기가 시작되는 시점이며
자연계에 이름하면 근본에너지 무량 운용하게 된다

비움이란

마음을 비우면 마음이 생겨남과 사라짐이 보이고
몸이 부드러워져 가볍다
생기를 얻게 된다

몸을 비우면 몸이 가벼워져서 몸이 보이고
몸의 생김새, 몸이 일어남과 사라짐, 상태, 생멸 등
몸속의 근본을 들여다보이게 된다
부드러워져야 에너지가 생겨나
자연에너지로 생명체를 다스리게 된다

몸을 다루어 근본을 유지하게 되면
병 다스림, 생명력 생성과 운용하게 된다
몸의 본연(우주)을 경영할 수가 있다

관조의 실체

관조는 살아 움직이는 생명체이다
단전이 환골에 닿으면
일상으로 단전이 관조가 되어
단전을 통하여 자연에너지를 운기(알아차림)하여

몸 안의 환골자연에너지를 운용
몸(우주)의 생명력을 활성하여
성장, 진화를 이끌어내게 된다

진인의 경지는
살아 움직이는 생명체를 관조하여
자연에너지를 운용, 몸을 생성하여 준다

註)
마음 관조는 화두를 통하여 집중을 얻으나 실체가 없어 미약하며
몸 관조는 단의 움직임을 통하여 자연에너지를 운기하여
몸 안의 우주공간을 열어 에너지를 운용, 몸을 생성하게 된다

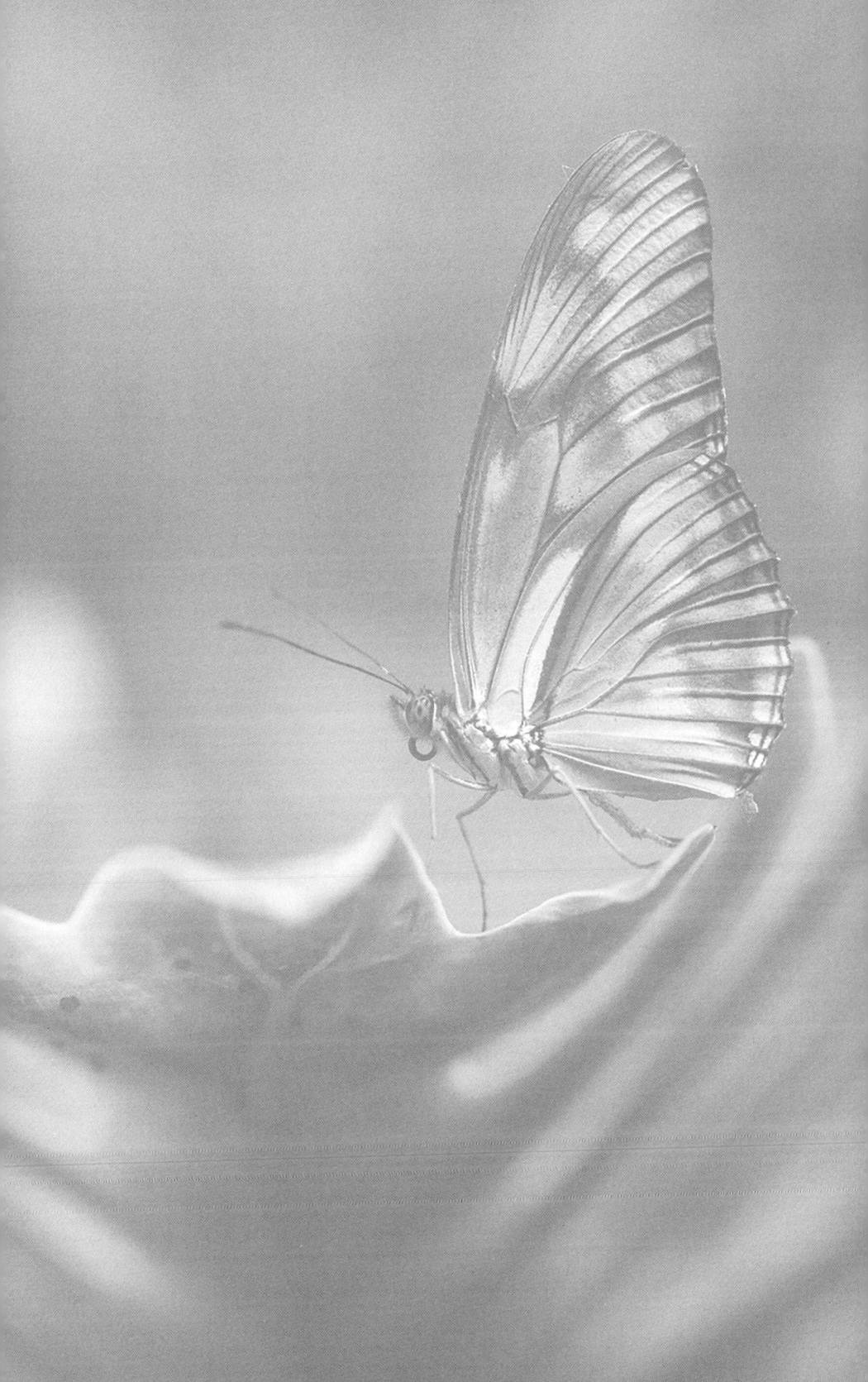

고통의 크기가 깊고 길수록
기쁨의 결실은 크고 힘차다

제3장

고통

고통을 주시나이까

마음이 아파도 고통스럽고, 몸이 아파도 고통스럽다
질병을 회복하는 과정에서도 고통스럽고
수련을 통하여 진일보 진화되어지는 과정마다 고통이 따른다

생명이 탄생, 성장, 재생, 진화하는 과정마다에 고통이 따르며
태어날 때의 고통, 성장과정에서 성장통증,
질병의 회복과정에서 회복통증, 진화과정마다의 진화통증 등
생의 과정마다 고통을 넘기고 나서야 결실을 얻게 되는 구조로
되어 있으며, 결실을 얻는 과정마다에 고통이 따르며,
결실이 클수록 고통은 더 크고 길다

고통을 잘 극복하면 한 단계 업그레이드되나
고통을 기피하거나, 타협하는 방법을 선택하게 되면
결실이 작을 뿐만 아니라, 고통 회피에 따른 손실이
본인에게 고스란히 전가되는 것은 하늘의 잣대이다

탄생, 성장, 재생, 진화과정에
고통을 피하지 않고 이겨내어 극복하면

자연에서는 그대에게 기쁨의 결실을 듬뿍 맺게 해준다
탄생, 성장, 재생, 진화 과정에
고통을 피하여 결실을 얻으려 한다면
귀하는 자연의 숭고한 결실을 얻지 못하거나, 퇴행하게 된다

탄생과정마다에
성장과정마다에
재생과정마다에
진화과정마다에
귀하에게 다가오는 고통을 순리대로 받아들여야
결실이 크고 견고하다
다가오는 고통을 역리로 받아들이면
결실이 미약하거나 얻을 수가 없다

탄생에서 오는 고통
재생, 재활, 회복에서 오는 고통
성장, 진화에서 오는 고통을 그대로 받아들여야
결실이 크고 힘차다

몸이 아팠을 때 고통 없이 약물로 도움받거나
고통을 줄이거나 타협하고 물리적인 지원을 받게 되면
귀하에게 주어지는 자연의 결실은 크기가 반감된다

고통을 잘 극복하여 이겨내야 기쁨을 얻게 되고

고통의 씨앗을 사전에 찾아내어 없애면

나중에 찾아올 고통의 크기는 작아지게 되며

고통을 사전에 줄이는 훈련을 하는 것이 수련이다

수련은 고통을 즐기는 훈련으로 고통을 즐기면 기쁨이 배가 된다

수련 중의 진화의 고통이 가장 큰 것은 기쁨이 가장 크기 때문이다

통증은 근본으로 돌아가서

    살아남기 위한 몸의 언어이다 ~자연인~

고통이 생겨나는 것은

몸의 막혀 있는 부분
뭉치거나 굳어 있는 부분
곪거나 염증, 병들어 있는 부분
병이 깊어져서 경색되어진 부분
지나친 과로에 따라 경직되어진 부분
노화되어 경직되어진 부분
심리적인 질환에 따라 경색되어진 부분 등
기혈이 통과되지 못하면 통증으로 고통을 주게 된다

고통이 생겨나는 것은
몸이 성장 또는 생물활동 작용으로 인한 살아남기 위해
기혈을 보내는데, 막혀 있으면 고통을 유발하게 된다
막힌 데를 기혈로 뚫어서 열어가기 위해
막힌 데를 뚫어 기혈을 통과하기 위해
아픈 데를 회복하기 위한 생명활동 작용으로
고통을 유발하게 된다

몸은 살아남기 위해

기혈이 통과해야 양분과 에너지를 얻게 되는
생명체의 결집생리 작용이자
생명체로 존재하게 되는 근본이다

기혈이 통해야 생명체가 유지되며
살아가기 위해 통증을 유발하는 것이며
아픔을 통해 뚫어 기혈을 통과하게 되며
아픔이 있는 한 기혈을 통과시켜 질병은 회복된다

고통은 근본으로 돌아오기 위한 몸의 언어이며
고통의 끝은 근본으로 되돌아와야 고통이 끝나며
고통을 대증요법의 도움을 받게 되면
근본으로 돌아오지 못한 몸은
근본으로 돌아오기까지 소통의 언어로
고통을 보내어 호소하게 된다

註)
고통은 몸의 성장, 재생을 하기 위한 몸의 언어로
고통은 몸이 살아남기 위한 기혈작용으로
고통이 있는 한 잘못되지 않으며
고통을 몸으로 온전히 받아들여야 기쁨이 크다

고통을 마치고 나면

　　몸은 생성의 기쁨을 얻게 된다 ~자연인~

정석 고통 대응방법

몸의 어느 부분에 고통을 느끼게 되는 것은
그 부분이 막혀서 기혈이 통하지 못한다는 몸의 언어이다
막혀 있는 부분에 대한 통증을 세세하게 분석해보면
몸의 어느 부분이 막혀 있고, 막혀서 통증이 생겨난 원인,
풀어나가는 과정과 해결점이 통증 속에 들어 있으며
몸은 섬세히 알고 있다

몸으로 느끼게 되는 고통 속에는 그 부분이 막혀 있어서
기혈이 통과되어야 살아남게 되는 생명체의 본능이며
통증이 있다는 것은 그 부분이 막혀서 기혈을 통과시켜
살아남기 위한 숭고한 몸의 자생기능인 것이다

몸은 생존법칙에 따라 해당 부위는 통증을 유발하며
막혀 있는 부분을 통증을 통하여 결국은 에너지를 투과시켜
기능을 회복하고자 하는 생존을 위한 진화의 법칙에 따라
기혈을 기꺼이 공급하게 된다

기혈이 통과되어 통증을 없애는 과정의 최고 방법은

몸의 부드러운 에너지에 의해 뚫게 되는 것으로
몸이 부드럽지 못하면 에너지도 약화되고 투과능력도 약하다
막혀서 통증이 있는 부분의 해결방법은
부드러운 기운을 불어넣는 방법이 자연상생의 법칙이며
해결방법은 부드러움을 키워주는 것이 최상의 방법이다
고수들이 고통을 즐긴다는 것은
에너지를 발산시켜서, 실행하는 과정에 대한 선량한 표현이며
결국에는 고통을 털어내고 나면 환희의 기쁨이 몸에 나타난다
고통을 관통시키지 못한 하급수련자는, 에너지가 미약하거나
기통불발로 내공력 또한 약화되며, 몸의 고통은 오직 부드러운
자연에너지만이 관통력을 지니게 된다

고통을 무마해버리거나, 고통을 기피할 목적으로
약물 등 대증요법으로 타협하면
고통은 몸속에 남아 고통의 범위와 강도를 더하게 된다
약물 등으로 굳거나 병색된 부위에 이완을 도움받게 되면
약물효과 시간대만큼의 도움을 받게 되지만
자생력 결여로 점차적으로 불량한 몸으로 전개되어
점차적으로 만성병, 불치병으로 내몰리게 된다

몸의 고통은 몸의 아픔을 통하여 해결해야
고통이 마무리되어 고통이 사라지게 된다
고통을 타인의 힘이나, 약물 등의 도움을 얻게 되다면
몸이 점점 퇴화되어 병약자로 전락되어 버린다

경솔한 고통 대응방법

몸의 통증이 처음부터 심하거나 대단하지는 않는다
 가벼운 피로감 정도이거나 감기 증상 정도의 몸에 나타난 반응에 대하여 소극적이거나 경솔한 대응으로 아프면 약을 먹으면 낫는다는 식의 대증치료를 선호하게 되면, 약물 내성으로 면역력이 약한 연약한 체질로 잦은 감기와 환경의 변화에 적응력이 떨어진 민감한 체질 또는 계절이 바뀔 때마다 몸이 쉽게 탈나거나 무너져 버리는 등 만성피로 증세를 안고 사는 병약자 체질에서 점차적으로 만성질환자로 전락되고 만다.

 그래서 대개의 사람들은 모든 병이 감기로 시작하여 만성질환으로 전환되었다고 인지하게 되는데, 모든 질환의 시작은 단순한 감기로 신호를 보내게 되는 걸 바르게 알아차리지 못하고, 고통의 생겨난 원인을 정확히 모르거나, 자신의 건강관리를 약봉지에 의존하려는 나태하고 얄팍한 지식에만 의지하여 어떻게 하면 잘 되겠지라는 소극적인 방법인 일반 대증요법 치료를 선택하였기 때문에 처음에는 가벼웠던 감기를 키우고 키워서 중병으로 전개되는 어리석음을 선택하게 된다.

모든 난치성 불치병이 처음부터 중병은 아니다

환자 자신이 약봉지에 의지하려는 안이한 대응으로 시작된 가벼운 증세인 피로감, 무기력 증세, 감기몸살 등 며칠만 몸에게 휴식을 취해주면 가볍게 사라지는 증상을 과신하거나 안이하게 대응한 나머지 처음의 자그마한 통증으로 찾아온 몸의 언어를 올바르게 알아차리지 못하고, 경솔하게 대중요법 등에 의존해버리는 그릇된 대응에 대한 결과물은 만성적인 중병으로 전환되어 버리고 만다.

처음에는 가벼운 몸의 피로감, 근육통, 소화장애, 체기, 무기력 등을 앞뒤 안 가리고 대중요법, 대체요법을 선택하였을 경우 타성에서부터 생겨난 연약해버린 몸은 자생력이 상실되어 점차적으로 병약자, 만성질환자, 연령보다 빠른 노약자의 길로 접어들게 된다. 통증 등은 기혈만 잘 통하게 하여, 몸에 휴식을 주어 가볍게 다스려주면 통증은 자연스럽게 사라지지만, 잘못 대응하여 몸의 기혈이 막히다 보면 열을 동반한 염증 등의 악성으로 전개되거나 균형이 무너진 몸에서 오는 통증 등은, 몸 언어를 잘못 대응한 것이 누적되다 보면 결국에는 난치성 불치병으로 전개되어 버린다.

아픔에 따른 통증 등의 개선책으로는 자신이 근본으로 다가서는 바른 자세, 바른 생활습성 갖추기 등 노력은 하지 않으면서, 돈으로 쉽게 해결하려는 발상으로 대중요법을 선호하게 되면 몸은 불량한 방향으로 이끌어가게 한 것에 대한 당연한 결과인 것이다. 몸의 질환에 습관적으로 대중요법을 선택하는 것은 가벼운 증상 정도의 질병마저도 절대 낫지 않는 악성질환으로 만들어버리는 우매한 행위로, 당신의 요청에 의한 대증요법의 선택에 따른 자생력을 잃어버린 몸은 결국에는 병약자가 되어버리고 만다.

노화 진행에 따른 고통

달도 차면 기울고
세월이 흐르면서 몸은 노화가 진행된다
누구나 당연히 노화의 길로 접어들게 되며
노화가 진행되면서 기운이 떨어지다 보면
온몸 여기저기 쑤시고 아프게 되는 것은
어쩔 수 없는 인생 항로이다

늙음을 피해갈 방법은 없다
그러나 노화를 더디게 하거나 덜 아프게 하는 방법은 있다
일단 부드러운 몸으로 관리하여 주면 노화가 더디게 진행되고
노화에 따르는 병을 최소화하여 가벼운 몸을 유지하여 주면
큰 고통 없이 운명의 순간까지 이어갈 수가 있는데
이는 최대한 근본에 다가서는 일상생활을 유지해줘야 가능하다

근본에 다가서는 생활*이란
근본치료 위주의 몸을 만들어가는 것을 말하며
대증요법 치료로 약물 등
과다복용하지 않은 건강관리를 지켜 유지해주어야만 가능하다

노화 진행을 최대한 억제하고 병 없이 살다 가는 방법 중에
자력으로 확실한 방법은 수련을 통해서 내공도를 높여 놓음으로써
몸의 유연도를 높이고 평화로운 마음을 운행할 수 있는 내공과
몸의 내공도를 높여 노화를 늦추거나 더디게 하는 방법이다

노화 진행을 최대한 지연시키는 방법은, 수련도를 높여주어
몸의 자유로움을 얻어, 죽는 날까지 기력 상실을 막고
체력다운 없이 살다 가는 방법이 있다
몸의 내공도를 높이면 늘 부드러운 몸을 만들어 유지하면서
연령에 관계없이 왕성한 생명에너지를 일상으로 운기하면서
노화에 따른 체력저하를 최대한 줄이고 천수를 누리게 된다

몸의 내공도가 없는 일반인이라면
속 근육 위주의 유연성을 높여주어 부드러운 몸을 유지하게 되면
노화에 따른 몸의 경직을 최대한 억제하여 큰 질병 없이
노후를 보낼 수가 있다
겉 근육의 근육을 만들면 피가 탁하고 기력이 떨어지고
건강에 자신할 수 없으나, 속 근육의 근육을 만들어주면 피가 맑고
몸이 가볍고 건강에 큰 문제 없이 노년을 보낼 수가 있다

註)
* 근본에 다가서는 생활 : 바른 자세 취하기, 절식, 명상, 복식호흡, 대중 치료요법보다는 자연 치유요법, 긍정적인 사고, 배려, 용서, 강하거나 근육질보다 유연하고 부드러운 몸 유지 등

소주천을 마친 내공자는 연령에 따른 기력 감소 별로 없이
운명 3일 전까지 평소처럼 지병 없이 지내다가 천수를 마치게 된다

고통을 타협하지 말라

수행자는 고통을 타협하지 말라
수행과정의 고통은 몸 알아차림의 단계마다
내공도의 진전에 따라 나타나는 고통을 통하여
신체 전반에 대한 섬세한 움직임과
기능에 대한 스크린을 하게 된다

수련에서 오는 고통은 몸을 한 단계 상승시키기 위한 관문으로
고통을 넘기고 나서야 몸의 미진했던 부분, 막혔던 부분,
병들었던 부분이 기통되어 에너지가 상승과 함께 회복되고
내공도가 단계별로 상승되어지는 자연계의 질서이다

수련자는 수련 중에 생겨난 고통의 부분을
하단전의 에너지에 의해 집중 관조하여 극복하면서
고통단계마다의 문제가 해결되어 고통이 사라지게 된다
수련 중의 고통은 수련도 상승단계마다 나타나는 자연현상으로
고통을 즐기고 나면 항상 기쁨으로 다가서게 된다

수련자가 아닌 일반인도 몸에 나타나는 고통은

몸의 언어대로 현명하게 대처하면
병 없이 건강하게 지낼 수가 있으며
수련자는 수련의 고통을 통해
미래에 생겨날 고통을 미리 알아차리고
고통을 통하여 사전에 고통의 여지를 없애는
몸을 만들어가는 것이 수행이다

고통을 즐기는 자가 현자이다 ~자연인~

고통과 기쁨

고통과 기쁨은 같은 것이다
기쁨을 얻기 위해서는 고통의 관문을 통과해야 하며
고통을 이겨내야 기쁨을 얻게 되는 몸의 구조이다

몸의 입장에서는 고통을 넘겨야 얻어지는 구조로
고통을 피하거나 타협하면 기쁨은 다가서지 않으며
설령 기쁨이 다가섰다 해도 일시적인 속임수에 불과하다
고통을 극복하면 기쁨이 있고
기쁨을 넘어 몸에 안겨지는 것이 환희이다

모든 생명체는 성장, 질병을 극복하려면 고통이 따르며
고통을 피하면 선량한 성장이나 질병의 완치는 요원하다
몸이 한 단계 더한 성장을 얻으려 한다면
더 큰 고통을 넘기고 나서야 몸은 최대한의 진화를 얻어내며
생성*의 단계로 진입하게 된다

성장에 달콤한 안락함이나
질병치료에 달콤한 약물은 성장, 질병의 완치는 물 건너간다

모든 질병, 성장은 고통을 넘기고 나서야 자생, 재활이 이뤄진다
고통을 이겨내지 않으면 결국에는 자멸하고 만다
출산, 재활, 질병 완치, 성장, 진화 과정에 반드시 고통이 따르며
고통을 넘기고 나서야 기쁨의 환희가 찾아온다
기쁨의 환희를 넘어서야 생성이 이뤄진다

註)
* 생성(生成) : 세월, 어떤 상황에도 무너지지 않는 몸의 체제이다

근본에는 무한대의 생명에너지가 존재하며
몸이 근본으로 다가서면 모든 병이 소멸된다

제4장

생명에너지

에너지는 생명력

생명에너지

자연의 생멸은 에너지에 의하며
역량에 의해 형태, 모양, 크기, 성능 등이 정해지며
에너지 변형과 이동에 따라 형태가 변하게 된다
하늘, 바다, 바람, 구름, 산, 동물, 식물 등은 자연으로
모두가 에너지에 의해서 결정지어진다

인간의 몸도 자연에너지 활성도에 따라
크기, 성능, 재능, 재물, 학문, 질병, 수명 등이 결정되며
에너지가 선량하게 발생되면 성장, 재생, 진화가 활발하나
에너지가 약화되거나 고갈되면 질병, 단명, 사멸에 이르게 되며
생명체의 고장이나 질환, 질병을 회복하려면
에너지가 복원해야 된다
에너지 복원 없이 질병이 완치되지는 않는다

에너지를 만들어라

성공한 삶을 만들려면 에너지가 있어야 한다
건강한 몸을 유지하려면 에너지가 있어야 한다

질병을 물리치려면 에너지를 만들어야 한다
삶의 질을 높이려면 부드러운 에너지를 만들어 유지하여야 한다
생활, 활동, 상호관계 등은 에너지 만드는 방법 중의 하나이다

건강하려면 에너지가 있어야 하며
질병을 물리치려면 에너지가 있어야 하며
질병을 물리칠 수 있는 에너지를 만들지 못하면
질병을 물리칠 수가 없다

에너지 향상법
바른 자세, 바른 섭생, 긍정적인 마인드, 진취적인 사고,
복식호흡, 배려, 애정, 열정, 절식, 녹색 채소, 미소, 명상,
마음 비우기, 스트레칭, 천천히 걷기, 음악, 취미생활 등
부드러움에서는 에너지가 활성되지만
강력함에서는 약화되다가 경직에서는 사멸된다

단전호흡은 자연에너지를 얻기 위한 몸의 도구를 만드는 것이다
우리 몸의 우주는 환골이며
환골 이완능력에 따라 생명에너지가 결정된다

에너지는 의지와 신념에서 출발하며
에너지는 부드러워야 하며
부드러운 에너지를 만들어 놓으면 천하에 부러울 게 없다

註)
단전이 경지에 이르러 환골에너지 운용하면
일상으로 무한대 에너지를 쓸 수가 있다
기력은 뼈의 힘인 몸의 에너지이다

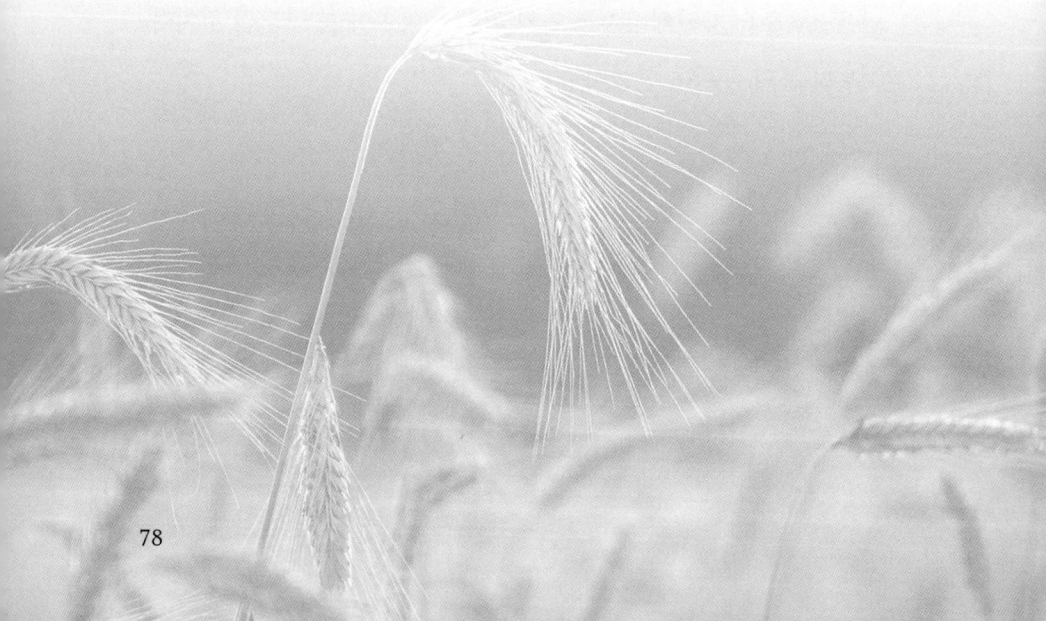

힘과 에너지

몸에는 겉의 힘과 속의 힘이 있다
겉힘은 힘의 크기, 강도를 가져다주며
겉 근육에 의한 순간적인 강력한 동력을 동반하는 한계성 에너지로
겉 근육이 강력해질수록 속 근육은 약화되는 상반관계이다

속힘은 이완도의 부드러움을 가져다주며
몸의 약한 부분을 부드럽게 다뤄주고
강한 부분을 부드럽게 다뤄주는 역할을 한다
겉과 속의 조화를 이뤄 잘 다루면 무병장수하지만
그렇지 못하면 무기력에 따른 질병요인이기도 하다

겉힘(力)
손, 발, 팔, 어깨 등 몸의 부분에 힘을 모아서 만들어내는
몸의 밖에서 생겨난 힘은, 겉 근육에 의해 발생된
힘의 강도인 파워, 스피드, 펀치력의 활동성은
의지에 의해 만들어낸 한계성에 의해 힘을 사용하고 난 후에는
힘의 고갈로 이어져 지치고 피로감이 생겨난다

지나치게 힘을 쓰고 나면 힘이 고갈되어 체력이 하강하게 되며
뒤따르는 피로감 누적에 따라 몸의 경직현상 등으로 혈탁 증세와
경우에 따라서는 몸이 고장이 나서 병을 얻게 될 소지가 많다

몸의 힘을 전체적으로 빼주면 속힘을 병행해서
힘의 모멘트를 활용하면 최대에너지를 구사할 수가 있다
근력 위주의 지나치거나 강력한 운동력은 건강을 지켜주거나
수명력에 도움이 되는 것하고는 거리가 멀다

몸속의 힘(氣 에너지)

몸 안의 내재되어 있는 속힘은
몸을 풀어내어 이완역할을 골반 뼈 속의 근본에너지로
부드러움을 동반하여 경직해소, 질병해소 등
몸의 이완을 도와 에너지를 만들어주는 역할을 한다
이완능력이 기력, 정력, 면역력, 수명을 가름한다

몸의 힘을 다 내려놓아서 몸 안에 내재되어 있는 속힘으로
힘을 빼고 나서 생겨난 힘은 몸속의 이완을 도와
속 근육 활성도를 높이게 되어, 부드러워지면서 따뜻해지게 된다
이러한 종류의 이완운동법은 뼈의 골밀도를 높이게 됨과
몸 이완능력을 향상시켜 부드러운 몸을 유지하게 되는
최상의 자연에너지 요법이다
몸이 진정으로 원하는 이완력, 질병 회복력, 면역력, 수명력으로
몸을 지탱하여 주는 생명력의 근본에너지이다

평소 걷기, 스트레칭 등 온몸의 힘을 빼고 하게 되면
속 근육이 발달되어, 정도껏 걷거나 운동을 해도 힘들지도 않고
오히려 걷기 등을 해도 편하고 지속적으로 할수록 힘이 생겨나고
몸이 충전되어지는 것은 몸속 힘으로, 생명에너지이다
생명에너지의 원천은 골반 속힘으로,
몸을 이완시켜 주는 역할을 하며 건강, 정력, 수명의 근거지인
근본에너지이다

힘을 쓰는 것은 하나를 쓰고 나서 탕진되는 것이고
힘을 안 쓰는 것은 몸속 에너지를 운용하여 충전되는 것이다

註)
평소 힘을 빼고 걷기, 운동, 노래를 하면
힘이 충전되어 에너지가 쉽게 고갈되지 않고 몸이 활력을 얻지만
힘을 쏟으면서 걷거나 운동을 하면 힘이 쉽게 소진되어 지치게 된다

속의 힘과 겉의 힘은 상반관계이며
겉의 힘을 쓰게 되면 속힘이 부실하고
속힘은 에너지로 적당히 써도 힘은 비축이 된다

이완능력

생명체의 역량의 척도는 이완도이다
이완에너지는 근본에너지이며 생명력이다
이완도가 높을수록 성장력, 회복력, 재생력, 수명력, 진화도가
좋으며, 이완도가 좋을수록 지능, 지각, 기억, 감각, 창의,
체육, 감성, 예술의 역량이 높으며,
자연에 대한 적응도가 높아 자연의 혜택을 더 많이 받아
삶의 적응력과 생명에너지를 더 많이 활용하게 된다

이완의 정도
이완 정도의 측정은 온몸의 힘을 빼고 나서 몸에 내재되어 있는
에너지의 성질, 크기에 따라 성장력, 재생력, 회복력, 생명력 등
기력이 정해지며 몸의 속 근육에서 우러나오는 에너지이자 힘이다
속힘이 건강력, 자생력, 질병 회복력이다
이완도가 높으면 기력이 왕성, 건강, 질병 회복력이 높으며
이완능력이 떨어지면 질병에 약화되어 피로감, 무기력, 권태 등
혈이 탁하고 건강에 문제가 생기게 된다

질병은 이완도가 떨어져 신체 부위가 경직되어 기혈 차단에 의해

생겨난 질환이며, 질병치료의 회복은 이완도에 따라 회복되어지며
질병의 소멸은 몸의 근본에너지에 의한 절대이완에서 완치된다
질병치료의 방법은 대중요법, 대체요법 등이 있으나
질병의 종결은 자신의 근본이완에너지에 의해 소멸된다
몸의 질병 회복 치료방법이 대중요법이나, 대체요법 등
인위적이거나 강압적인 도움을 받고 풀어내는 경우에는
몸의 자생의 기회를 빼앗겨 근본치료의 기회를 놓치게 된다

약물 등 대중요법으로 이완을 도움받게 되면
약물 속성으로 자연 회복력은 크게 상실되어 질병 회복과
거리가 멀어지다 보면 처음에는 가벼운 질환이 난치성 고질병으로
변질되는 과정을 걷게 되는 것을 많이 보아왔을 것이다.
이는 약물 등이 질병을 낫게 하는 게 아니라
몸이 자생력에 의해서 스스로 나아줘야 낫는 것인데
약물 등이 질병 회복기능을 퇴화 또는 말살시키는 것이다

근본으로 다가서는 이완치료의 방법은
자연이 이완되어지는 속도만큼의 기다림이 명약이며
자연의 기다림의 시간이 경과되어야
자연에너지에 의해 뼈속, 근육 속, 장기까지 이완되어 (절대이완)
몸이 부드러워지면서 질병을 몸 밖으로 털어내게 된다
뼈속까지 파고들어야 절대이완을 얻어내어 근본에 이르는 것이
모든 질병치료에 대한, 완전 종결되는 치료방법이다

註)
이완력 향상시켜 주는 최상의 방법 :
온몸의 힘을 빼고 느리게 1시간 정도 걷기
온몸의 힘을 빼고 기마자세로 1시간 정도 버티기이다

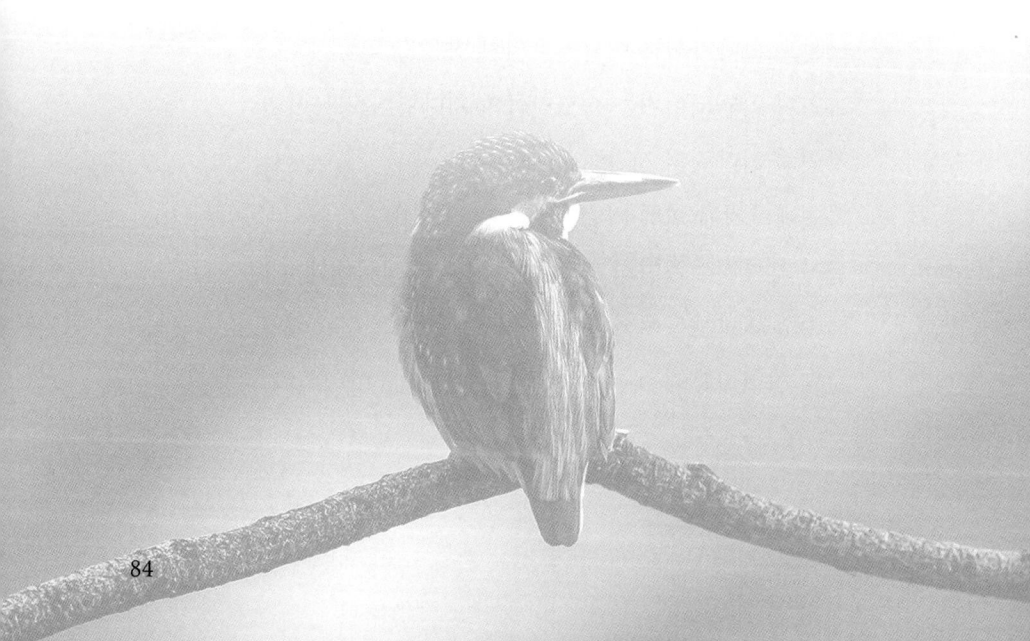

내공과 외공의 차이점

외공은 힘을 쓰면서 하는 운동이고
운동을 할수록 겉 근육이 강화되고
겉 근육에 의한 파워력이 생겨나고
겉 근육이 강화될수록 속 근육은 약화되며
겉 근육은 몸을 지치게 만들고
겉 근육이 지나치면 몸을 해칠 우려가 높아지고
겉 근육을 단련할수록 몸은 피로도가 높아져 지치며
몸의 경색, 혈탁 등으로 병을 만드는 원인이기도 하다
외공은 인위적인 운동요법이다
외공이 강화될수록 몸은 지치고 피로감이 높아지고
정도를 넘어서 지나치게 되면 탈나고 건강을 해치게 한다

내공은 힘을 빼고 몸이 이완되어지는 시간을 만들어주게 되면
속 근육의 움직임대로 이어지면서 몸의 이완도를 높여서
뼈, 근육, 장기, 세포의 탄력성을 만들어지게 되는 운동법으로
걷기나 스트레칭 위주의 운동을 했을 때
자연이 이완되어지는 시간대 40분쯤 경과되어야
속 근육이 이완되어져 몸속 에너지의 구축이 시작된다

걷기에서 최소 40분 때까지는 천천히 걸어야 속 근육 이완을 도와
몸의 기운을 얻어내어 이완에너지가 충전되어 가볍게 된다

내공은 몸이 힘을 빼고 나서 몸속을 단련하는 운기이다
운기는 속 근육을 단련하는 기법이며
속 근육 움직임이 내공력이다
내공은 힘을 빼고 하는 요법으로
내공은 할수록 에너지가 활성되어 힘이 비축된다
속 근육은 강화될수록 기운을 얻게 되며 지나쳐도 탈나지 않는다
에너지를 축척하고 단련하는 것이 내공법이다
내공은 부드럽고 따뜻하며 지구력이 강화되는 근본요법이다

내공이 단련될수록 부드러움의 극치에 이르며 에너지가 충천되어
뼈를 통하여 모든 신체 부분이 생성되어
내공도에 따라 몸이 재생, 성장, 진화, 몸 기능이 상승되어
업그레이드가 이뤄진다

인간의 수명

에너지만큼 산다
100년을 살고 싶다면 100년을 쓸 수 있는 에너지가 있어야 하며
500년을 살고 싶다면 500년쯤 쓸 수 있는 에너지가 있어야 한다

에너지가 있어야 살아갈 힘을 몸 안에 지니게 되며
에너지가 있어야 생활능력, 생식능력, 면역능력을 지니게 되며
에너지가 약화되거나 무너지게 되면 모든 걸 내려놓아야 한다

에너지는 몸속 뼈의 주인인 환골*에서 생겨나 혈액을 생산하고
성장, 진화를 이루고, 질병을 관장하고 수명이 결정된다
에너지는 주먹을 움켜쥐거나
겉 근육을 움직여 만들어낸 것이 아닌
몸속에서 우러나오는 응집되어진 힘이며,
우리 몸의 근본인 우주자연에너지이다

이완의 부드러움을 넘어서 몸속에서 우러나오는 생명에너지로
인위적이거나 강력함에는 약화되고,
힘을 빼고 내려놓아야 생겨나는 자연에너지로

근본에 이를수록 활성되고 근본을 벗어나면 약화되며
우주의 근본에 다다르면 고갈되지 않는
절대치 무한자연에너지이다

에너지를 잘 다스려 운용하는 자는 천하 제1의 능력자이며
초자연에 연결 짓는 몸을 만들어 초자연에너지를 운용하면
무한자연에너지를 몸에서 저절로 구축할 수가 있다

자연에너지의 활용은 몸의 근본인 환골을 활성하여 운용해야 한다
환골을 아우르는 내공력을 지니게 되면
일상호흡으로 근본에너지를 운용하게 된다

註)
기력은 뼈의 힘인 몸 에너지이다
일반인은 의지, 집중, 이완력에 의해서 에너지를 이끌어가며
진인은 내공운기로 근본에너지를 일상에서 운용하게 된다

* 환골 : 생명력의 근본인 꼬리뼈 속의 기, 혈, 정의
  생명에너지 작위 상태를 환골이라 명함 (작위 : 스스로 움직임)

뼈가 건강해야
천수를 누릴 수가 있다

몸의 주인은 뼈이다
뼈에 의존하여 근육, 신경, 세포, 장기, 피부가 매달려 있다
뼈가 힘 있고 건강해야 맑은 피를 생산하고
건강한 혈액을 전신으로 공급하게 된다

뼈가 건강하지 못하면
힘도 약하고 에너지도 약하고 생명력도 약해진다
뼈가 건강하면 힘찬 에너지를 얻어
힘찬 세상을 열어갈 수가 있다
뼈에 힘이 있어야 건강하고, 활기차고, 수명력도 높다

모든 병을 물리치는 에너지는 뼈에 있다
고혈압, 당뇨, 심장질환, 척추질환, 모든 병의 근원지는 뼈이다
암의 근본원인도 뼈에 있다

뼈 건강법

뼈가 건강해지는 방법의 최우선 순위는
기통이 잘 되어지게 하는 생활습성에 있다
음식으로 뼈가 좋아지게 하는 것은 차순위이다

뼈가 좋아지게 하는 생활습관은
바른 보행, 바른 자세로 앉기, 바르게 잠자기 등이며
바른 보행은 몸의 근본인 환골이 활성되어
뼈의 건강을 돕게 된다
기혈왕성, 기력충천, 기골장대 등 뼈의 근본을 다지게 되어
뼈의 힘으로 버텨내어 삶을 살아가게 된다

뼈에 도움되는 음식물은 산나물이 으뜸이다
냉이, 씀바귀, 취나물, 엄나물, 두릅, 꼬들배기, 갈근, 산마, 더덕,
잔대, 시금치 등 녹색 채소가 뼈의 생성을 돕는다
뼈가 건강해야 기력, 기운이 우렁차게 되며
건강, 재물, 재능, 체육 활동도 힘차고 우렁차다

고질병, 난치병, 암을 물리치려면 뼈부터 회복되어야
뼈의 기운(에너지)으로 암 등 만병을 물리치게 된다

경직과 이완

몸은 경직과 이완에 따라 몸의 변화가 생기고, 생명력과 연관되어진다. 이완능력이 좋다는 것은 젊고 건강한 것이고, 이완능력이 떨어졌다는 것은 몸이 경직되어 피로감 증가와 면역력이 떨어져 질병 발생률이 높고, 노화를 앞당기는 증표이다.

경직현상

과로, 과식, 과음, 과욕, 스트레스 이후로 찾아오는 경직으로 몸은 지치고 힘들게 되며, 술, 약물, 모르핀, 마약 등으로 화학적 이완을 하고 나면 몸은 더한 경직을 얻게 되어 지치고 힘들게 된다. 과도한 운동, 과도한 등반, 과도한 욕정, 근육질 위주의 운동, 비뚤어진 자세, 운동 부족 등에 따라 몸은 지치고 경직되어 질병, 노화 등 불러들이게 된다.

몸의 이완

바른 생활자세, 스트레칭 위주의 운농, 복식호흡, 가벼운 보행, 소식, 절식, 채식, 자연요법, 긍정적인 사고, 전원생활, 소박한 생활을 하게 되면 몸의 이완을 도와 몸이 가볍고 건강하게 된다.

절대이완과 절대경직

절대이완에서 생명이 탄생, 성장, 재생, 회복, 진화가 이뤄지며
부분경직에서 암, 불치병이 생기며, 절대경직에서 죽음에 이른다
절대이완에서는 근본에너지가 무한대이며, 생명력도 무한하다
절대이완에너지 분출은 몸의 우주인 환골작위에 의하며
진인의 경지에 이르면 절대이완에너지를 운용하게 된다

최상의 보행방법

보행은 건강의 척도이자 만병치료의 근원이다. 걷기를 부드럽게 하여주면 이완을 관장하고 있는 환골활성에 직접 영향을 주기 때문이다. 암환자나 고질병자는 반드시 바르게 걷기를 하여야 면역기능 활성에 직접 영향을 주어 질병 회복의 기틀이 만들어지게 된다.

평소 몸이 바라는 근본에 맞는 보행방법을 잘 선택하여 올바른 걷기만 하여주어도, 어떤 운동보다 확실한 건강 지킴이가 될 수 있으며, 암환자 등 난치병 환자에게 건강 회복의 최고 방법 중 하나이다. 난치성 질병치료에 직접 도움이 되는 절대이완 위주의 산책방법으로, 속 근육 이완 위주로 힘을 빼고 천천히 팔은 가볍게 앞뒤로 흔들면서 걸으면 40~50분이 지날 즈음에 몸 안에서 이완에너지가 생겨나며 경색된 몸의 질병치료에 도움이 된다.

처음부터 빠른 걸음으로 걸으면 에너지 소모량이 많아 지치고 무기력해질 수 있으니, 처음에는 힘을 빼고 천천히 걸으면서 속 근육에 의해 몸이 자연스레 이완되어지는 시간대를 만들어주는 보행을 하면, 몸의 이완을 도와 기력 향상에 도움이 된다. 특히 암환자들은 걷기를 싫어하거나 몸이 이완되어지는 자연의 기다림의 시간을 감내하기를 기피하는 경향이 많으며, 암환자가 걷지 않으면 이완력과 기력 회복의 기회를 얻을 수 없어, 질병에서 벗어나기가 쉽지 않으므로, 처음에는 힘들어도 40분대 이상 걷게 되면 기력이 회복되면서 몸이 부드러워지면서 편안해지게 된다.

최상의 산책조건

걷기는 흙길이 가장 좋으며, 나지막한 산길이라면 바랄 것 없이 좋다. 산책은 1시간에서 2시간 정도가 적당하며, 처음으로 산책을 시작하는 사람은 무리하지 않게 체력을 안배하여 가볍게 해야 좋으며, 처음 산책을 시작하는 초보자는 약 40분 안팎의 가벼운 걷기부터 시작하다가 체력이 어느 정도 향상되면 1시간 정도에서 2시간 정도로 늘려주면 좋다. 3시간 넘어서면 몸이 지치거나 경직되어질 수도 있으니 무리하지 말고 매일 40분 이상 천천히 걸어야 몸의 이완도가 향상되니, 하루도 건너지 말고 꾸준히 걷기를 하여야 좋다.

산책 시간대는 아침 5~7시가 가장 좋다
새벽 3~7시간대에는 천지가 열려 있어 걷는 데 몸이 가볍다

이 시간대의 산책은 에너지가 보충되어, 몸이 편안하고 힘이 생긴다. 인간의 회복과 성장이 이뤄지는 시간대로, 성장기의 아동들은 이 시간대에 성장통도 하고 키가 커지는 시간대로, 남성력도 가장 왕성하며, 농부가 새벽 5~7시에 밭일을 하면 2~3시간 일하고도 하루 일의 양에 맞먹을 정도로 많은 일을 해도 지치지도 않고 허기

도 없다.

새벽 시간대에 스모그 등이 인체에 해로우니 운동하지 말고 오후나 저녁 시간대에 운동을 권하는 것은 자연의 근본을 모르는 게으른 발상으로 늦게 일어나면서 건강을 지키는 자란 없다. 또한 하루 건너 걷기를 하게 되면, 인간은 꾀가 나게 되어 있어서 얼마 못 가서 중단하게 되니, 비가 오나 눈이 오나 바람이 부나 하루도 건너지 말고 걷고 또 걸어야 건강을 얻게 된다.

요령 있게 걷는 방법

처음 시작 40분 정도는 온몸의 힘을 빼고 가볍게 천천히, 가슴은 펴고 허리는 꼿꼿이 세우고, 팔 등짐지고 느긋하게 걷는다. (될 수 있으면 느리게 걸어라) 40~50분대가 지나면서 몸이 이완대로 접어들게 된다. 40~50분 지나 몸이 이완되고 나면, 목을 위아래로 천천히 젖히길 반복하여 풀어주고 나서, 목을 왼쪽으로 가볍게 돌렸다가 원위치하는 동작을 반복하여 주고, 어느 정도 풀리고 나면 반대로 오른쪽에서 왼쪽으로 똑같은 반복동작으로 몸을 풀어준다. (굳은 부분이 풀릴 때까지 천천히 반복하다 보면 웬만한 것은 자연히 풀어진다) 어깨는 가볍게 흔들면서 이완되는 동작으로 반복하고, 팔은 힘을 빼주고 가볍게 흔들면서 걷는다.

걸으면서 목, 허리, 어깨, 팔을 흔들어주어 반복적으로 풀어주어라. 발걸음은 뒤꿈치를 먼저 땅에 닿고 나서 앞꿈치가 땅에 닿는 요령으로 걸어주면 이완력이 높아진다. 걸음걸이 발 모양새는 11자 걸음으로 반듯하게 걸으며, 8자 걸음은 될 수 있으면 삼가라.

걸음걸이는 가능한 느리게 걸으며, 누구와도 빨리 걷기 경쟁을 하지 말고 새색시 걸음걸이처럼 느리게 천천히 걷는다. 걸음을 걷게 되면 허리, 어깨, 고관절, 무릎 근육들이 자연스레 이완되어지면서 속 근육이 부드럽게 단련된다.

산책은 1~2시간 정도가 좋으며, 그 이상은 몸이 지치면 경색되므로 휴식을 취하면서 걷는 게 좋다. 산책은 몸속의 산소량, 뼈, 근육, 신경, 세포이완 등이 향상된다. 발은 적당한 높이로 가볍게 걸으며, 발을 끌듯이 걷지 말라. 코로 숨을 내쉬는 복식호흡하면 에너지가 충전된다. 웃는 얼굴로 긍정적인 사고와 가벼운 콧노래를 하면서 걸으면 에너지가 상승된다. 산책할 때 물은 갈증을 달랠 정도만 적당히 마시는 게 좋으며, 몸이 물을 많이 요구하는 것은 기력이 떨어져서인 경우이며, 물을 적당히 마시는 게 기력 유지에 도움이 된다. (과하면 명약도 독이 되므로 부족한 듯 적당량이 좋다)

건강한 보행
1시간 정도 힘 빼고 천천히 느리게
힘 빼면 에너지가 축적되어 몸이 가볍다
힘 쓰면 에너지가 고갈되어 몸이 지친다
보행시작 1시간 정도 지나면서 가볍게 빠르게 걸어도 괜찮다

힘을 쓰면 하수

힘을 빼면 고수

걷지 않으면 에너지가 빈약해서

질병을 극복하기가 쉽지 않다 ~자연인~

맨발걷기의 좋은 점

흙길을 맨발로 걷게 되면 심신에 유익하다. 온몸으로 땅의 촉감이 발바닥을 통해 전해져 올 때 피부, 신경, 근육, 뇌, 골격, 모든 장기 등 신체 부위가 하나하나 되살아나면서, 발바닥에 닿는 부분을 주의 깊게 관찰하게 되면서 돌부리, 나무뿌리 등 발바닥 닿는 부위를 들여다보며 조심히 걸어가게 되면, 온몸의 기능이 되살아나 잠자던 육감이 살아나면서, 자연과 동화되어져 가는 자신을 관찰하게 되어 몸의 소중함을 새삼 느끼게 된다.

내딛는 걸음마다에 온 마음을 두다 보면 잡다한 생각들이 저절로 사라지고, 골치 아팠던 것들이 정리정돈되면서 걸음마다에 발바닥을 내딛는 데 집중을 통해 저절로 정신수양이 되니, 마음은 평온을 얻게 되고, 몸속에 쌓였던 찌든 노폐물들이 신선한 공기를 타고 씻겨나가게 되고, 몸이 한결 가벼워져 가는 걸 느끼다 보면 몸이 얼마나 소중한가를 새삼 일깨워 알아차리게 되니, 이 자체가 참 수양인 것이다.

조심조심하여 천천히 걷다 보면 쌓였던 응어리는 저절로 풀어져 마음이 편안해지고, 몸은 걸음걸이 하나하나마다 알아차리고 반성해가면서 걷게 되고, 굳어졌던 근육들이 서서히 풀리고 단련되어져, 몸 이완도가 향상되어 에너지가 축적되어지면 몸은 한결 부드러워지게 된다. 그러면서 쌓이고 맺혔던 체중과 응어리가 풀어져 가면서 몸속의 굳어서 닫혔던 지병들이 하나둘씩 걷혀서 몸 밖으로 떨어져 나가게 된다. 맨발로 흙길을 걸으면 정신적인 건강과 육체적인 건강이 동시에 해결되어 엉키었던 실타래가 풀려나가듯 모든 것이 선량하게 바뀌게 된다.

산길, 흙길을 걷게 되면 몸에는 산소량이 많아져 피가 맑아지고, 혈행은 더 향상되어져 몸속의 찌들거나 병들었던 몸이 걷혀서 좋아지다 보면, 몸은 점점 가벼워지고, 얼굴색은 화사한 봄 색깔로 밝아지면서 몸은 무병체제로 바뀌게 된다. 특히 맨발인 경우 힘을 빼고 천천히 걸을수록 몸의 이완도를 높여주어 건강에 도움이 되지만, 맨발로 뛰어다니거나 빠른 보행을 할 경우 몸이 긴장 또는 경직되기도 하여 무릎, 관절, 근육 계통 등에 좋지 않은 영향을 줄 수 있으니, 가급적이면 느리고 천천히 걸을수록 건강한 몸만들기와 자연치유에 의한 모든 병 치유에도 상당히 도움을 주게 된다. 또한 빠른 보행은 겉 근육이 강화되고 속 근육은 감퇴되는 상반관계를 가져와, 느리게 걸을수록 속 근육이 단련되어 속 근육량이 많아져 면역력이 좋은 체질로 바뀌면서, 웬만한 질병, 감기 또는 바이러스성 유행질환에도 탈이 별로 없는 체질로 서서히 바뀌게 되는 1석 3조의 효과를 걸을 수가 있다.

겉 근육이 강화되거나 발달될수록 혈탁, 근육긴장, 피로감 증가로 몸은 만성피로증후군의 체질로 만들게 되어 만성질환, 노화촉진 등의 원인이 되는 것은, 강한 것은 뿌러지고 쉽게 탈나게 되는 것으로, 과하면 부족한 것만 못하다는 자연의 섭리로, 힘과 스피드를 얻기 위한 겉 근육 위주의 운동을 하여 운동량이 많아지게 되면, 누구보다 질병에 대한 노출과 노화가 빠르게 진행되는 사례가 많다는 것은, 강하고 빠른 것은 빠르게 쇠하기 때문이다.

속 근육이 발달될수록 뼈속의 근육량, 배속의 내장기능에 근육량이 많아져서 뼈가 튼실하며, 체지방 감소로 몸이 가벼워지고 부드러워져 맑은 혈액을 유지하여 혈액순환의 향상, 피로감 감소, 면역력과 지구력이 증대되어 건강한 장생의 몸을 유지하게 된다.

맨발로 천천히 걷다 보면 느린 자연의 속도감에 따라 잡다한 생각들이 정리되다 보면 자신의 과오가 드러나면서 반성시간을 갖게 되며, 느린 발걸음 따라 마음이 편안해지면서 몸의 아픈 구석이 드러나게 되어 돌보지 못한 몸에 대한 반성과 뉘우침을 갖는 시간대에서 자신을 성찰할 기회가 되어, 느리게 걷는 것은 깨달음을 얻게 되는 것으로 몸에 자각 증세를 갖추게 해줌으로 원래가 마음은 몸을 따라가게 되는 것을 확연히 알아차리게 되어 이 자체가 참 수행이다.

힘을 얻는 방법

힘을 쓸수록 힘이 빠져서
몸이 지치고 힘들어지고

힘을 뺄수록 힘이 생기며
몸이 가볍고 부드러워진다
힘을 빼야만 몸이 가볍다

註)
몸의 힘은 뺄수록 힘이 생기고 탈나지도 않으며
에너지는 보충되어 몸이 가벼워진다

복식호흡이 좋은 점

복식호흡하면 왜 좋은가

몸이 따뜻해진다
몸이 이완되어 혈액순환에 도움이 된다
체지방 분해와 독소 배출이 잘 된다
심신이 안정되어 몸이 편안하다
행복감을 느끼게 되어 지복감이 생긴다
성격이 차분해지고 긍정적으로 변한다
체력 손실이 줄고 지구력이 생기며
건강에 대한 자신감을 갖게 된다

병에 대한 면역력이 높아진다
매사 적극적이고 진취적이고 긍정적으로 바뀐다
뇌세포 활성화, 치매예방, 몸의 경직완화, 노화방지에 도움을 준다

복식호흡하는 방법

코로 숨을 들이마시고 코로 내뱉는다
들숨일 때는 배가 밖으로 나오게

날숨에 배가 안으로 들어오게 한다
천천히 숨을 들이마시고 천천히 내뱉으며
너무 길게 숨을 들이마시기보다는
가볍게 무리하지 않게 들이마시고 내뱉는다
몸이 이완되어 숨이 길어지면 길어지는 대로 해도 좋으며
숨을 인위적으로 오래 참고 지연하는 호흡방법은 좋지 않다
인위적인 호흡은 가슴(중단)을 막히게 하며, 건강에 역행하게 된다
앉아서, 서서, 보행 중, 산행 중, 식사하면서, 노래 부르면서 등
일상으로 하면 좋다
복식호흡은 순리대로 가볍게 하면 건강에 도움이 된다

앉아서 하는 좌식호흡은 가볍고 편안하게 하는 것이 좋다
좌식호흡을 인위적으로 하면 기체현상이 발생할 수도 있으며
의도수련을 하게 되면 정신적, 육체적으로 병을 얻을 수도 있으니
전문적인 호흡수련을 하려면
선행자의 도움을 받고 하는 것이 좋다

순리의 건강조건

　근육질의 몸을 갖추고 단단한 하체에다 골격 장대하게 힘세고 빠르고 강력한 파워를 갖추는 것은 진정으로 건강한 것이 아니다. 200년 살 것 같은 체력을 유지하면서 건강을 자신하던 자가 하루아침에 불의 객이 되고 마는 경우를 주변에서 많이들 보아왔을 것이다. 이러한 강성체질을 만들어가는 것은 몸이 바라는 진정한 건강관리가 무엇인지를 모르는 자이거나, 건강관리에 소신도 없이 주먹구구식 대중요법을 절대적으로 신뢰하는 자로 바이블식 대중요법 진료에다, 몸에 좋다는 보양 영양식 위주의 식단에다, 건장한 체력 유지방식의 운동법으로 모험적인 건강방정식을 만들어 놓고 건강에 자신하는 것은, 진정한 건강관리 방법이라 볼 수가 없다.

　몸의 근본에서 바라는 웬만해서는 탈나지 않는 건강관리 방법은 부드러운 몸을 만들어 유지하는 것이다. 평소에 넘치지 않는 부족한 듯이 걷기 위주의 이완력을 높여주는 스트레칭을 기본으로 속근육 위주의 운동방법과 평소에 바른 자세 유지와 소박하고 담백한 식사방법을 실현하여 주면, 가벼운 몸을 유지하게 되어 건강에 대한 별다른 애로나 두려움 없이, 병원에 매달리거나 구태여 신세까지 질 필요가 별로 없는 근본에 가까운 건강관리법으로, 될 수 있으면 건전한 생활습관과 자연 접근성이 좋은 환경을 만들어가면서, 단순하게 살게 되면 천수를 다하는 데 큰 장애가 없게 된다.

평소에 하고 싶은 일을 즐기면서 일상을 노래하듯 즐겁게 긍정 마인드로 살게 되면, 어느 날 갑자기 찾아오는 악성질환이나 급사하는 경우가 발생되지 않게 되므로, 이러한 건강관리법이 최고의 건강관리 방법이며, 편안하게 자연사로 생을 마감하는 것이 누구나가 바라는 희망사항일 것이다. 몸을 항상 가볍게 하여 에너지 넘치는 생활로 병원에 의존하지 않는 생활습성을 갖추어, 활기 넘치는 건강한 몸 관리, 장수, 정력관리를 하여주는 방법은, 몸을 부드럽게 만들어주어 유지하는 것이 유일하며, 최고의 건강관리 방법이기도 하다.

몸이 바라는 건강의 최고 조건은 이완능력이다
이완능력이 생명력이자 에너지원이다
이완능력이 좋으면 질병이 접근하지 못한다
이완이 질병치료의 기점인 회복력이다
최대 이완에서 난치병이 사라진다
이완을 잘하면 지지치 않는다
이완력이 좋아야 속힘이 좋다
최대 이완에서 최대 파워가 생긴다

어릴수록 이완능력이 높으며

젊을수록 이완능력이 좋다
나이가 들어가면서 이완능력이 떨어진다
빠른 시간 내 이완시킬 수 있는 힘이 건강력이다
이완능력이 좋으면 병에 잘 걸리지 않으며
병에 걸렸다 해도 쉽게 회복된다
건강의 최고 조건은 이완능력이다
이완능력을 키워주면 노화가 더디다

이완능력 향상방법

힘 빼고 느리게 걷기
낙천적인 성격
긍정적인 사고
절식하기(부족한 식사량)
노래 즐기기
명상, 복식호흡
스트레칭 위주의 운동
바른 자세 취하기
비우기, 배려하기, 양보하기

註)
* 경직의 요소 : 과식, 과음, 과로, 과식, 스트레스, 증오, 부정적인 사고

장생 건강관리 운동법

몸이 바라는 건강관리 운동방법은 신체 전반적으로 고르게 관리하여 주어 체력과 기력을 적당하게 유지, 혈액순환 활성, 피로 회복력, 질병 회복력, 면역력 왕성하게 유지하여 웬만한 바이러스성 유행병이나 질병에도 흔들리지 않는 체력을 유지하여 주어, 웬만해서는 병원 신세를 지지 않고, 어떤 경우에도 건강에 대한 염려증 없이 천수를 다 누려갈 수 있는 몸을 유지, 관리하는 것이다.

열심히 운동하여 건강한 근력과 체력관리를 하여 건강을 자부하던 사람이 밤새 운명하는 경우가 주변에서 많은데, 이는 한 번뿐인 삶에서 운동방법과 건강관리가 현명하지 못한 것도 있겠으며, 누구보다도 열심히 병원에 찾아다니고, 건강식 철저하게 챙기는 사람이 암이나 불치병에 걸려 하루아침에 풍전등화의 신세로 전락되어 버린다면 그 건강관리도 올바른 건강 유지방법이라 볼 수가 없다.

건강에 좋다는 음식물과 섭취와 유명 종합병원의 명의를 맹신하는 등 남보다 월등한 환경에서 스트레스 없이 살고 있다 해도, 지금의 자신의 몸이 건강에 대한 확실한 자신감이 없다면, 진정으로 행복한 삶은 아닐 것이다. 무엇보다 과학적으로 건강을 철저하게 관리하였는데, 어느 날 갑자기 암, 심장, 뇌, 폐 등 신체기능에 치명적인 문제가 발생, 시한부 인생으로 전락되어 버린다면 이 또한 슬프고 억울한 일일 것이다.

이에 자연인이 근본에 다가서는 몸 관리를 하여, 건강에 대하여 일말의 불안감 없이 신체 전반적으로 철저히 관리하여 병원 신세를 질 필요 없는 몸이 바라는 순연의 건강관리법을 제시하고자 한다.

체력 유지 관리법

몸의 상체, 하체 근육질 위주 운동법, 강력한 파워력 또는 속도감 위주의 운동법, 힘 또는 정력 위주의 운동법은 신체 부위를 강력하게 만들어서 어떤 경우에도 무너지지 않는 체력을 키우고 만들어내는 운동법이란, 강하면 한순간에 부러지고 마는 강인한 체력의 몸을 만드는 것으로, 이는 겉 근육 강화할수록 속 근육을 약화시키는, 몸 안팎의 경직도를 높여서 병을 만들어 키우는 식의 건강관리법이다.

달도 차면 기울고 흐르는 강물에도 이끼가 끼듯, 강한 것은 일순간에 무너져 내리는 것이 하늘의 이치이다. 우리 몸의 신체기능 중 어느 한 곳이 무너져 버리면, 가령 심장, 폐, 뇌, 장, 간, 척추 등 자신의 취약한 한 부분이 무너져 내려, 회복 불가능에 따른 운명을 맞게 되는 것이 자연의 신체 구조인 것이다. 인간의 운명은 자신의 가장 약한 장기 일부가 문제를 일으켜, 신체 전반적으로 급속도로 무너져 내려 한 인생이 끝나버린다. 그러한 점 등을 고려해보면 강력하고 완벽한 체력을 갖추어 유지하는 운동방법은 장생의 건강법하고는 거리가 멀다.

 강한 것은 여리고 부드럽게, 약한 것은 보완하여 부드럽게 만들어주는 것이 중용으로 이르게 되어 일상생활에서 웬만해서는 탈나지 않는 신체 구조이다. 몸이 근본에 이르는 자연요법으로 습관화하게 되면, 몸은 가벼워져서 쉽게 무너지지 않아 병원 신세를 질 일이 별로 생기지 않게 되며, 세월에도 별탈 없이 천수에 이르게 되는 것은, 오로지 부드러운 몸을 만들어 기력을 유지하여 주는 것만이 건강한 생명을 유지하게 하는 건강법이다.

에너지 유지 건강법

 모든 운동은 힘을 빼고 천천히 움직여 주게 되면, 속 근육 이완과 단련이 반복되어, 자신의 취약한 기관과 장기에 기력을 북돋아 주어, 몸의 약한 기능은 중용으로, 강한 부분은 부드럽게 만들어 기력, 정력을 보완 보강시켜 주는 에너지 유지 운동법으로 신체 전반을 고루게 회복, 발전 유지하여 주는 건강법으로, 에너지 충전을 도와 피로 회복력이 높아져서 몸이 잘 굳지도 않으며, 질병 회복력도 높아 잔병치레 없어 병원 신세 덜 지고도 쉽게 무너지지 않으면서 천수를 다하게 되는 건강운동법이다.

에너지 충전 운동방법

힘을 뺀 기마자세 유지(40분 이상 유지하라)

힘을 빼서 느리게 걷기(40분 이상 유지)

힘을 빼서 계단 오르내리기

힘을 뺀 스트레칭 위주 운동

복식호흡, 다리 찢기, 이완운동 위주 운동

(이에 관한 운동법은 본 책자 전반에 상세히 서술되어 있음)

생명에너지를 얻는 단전호흡

입식 단전호흡을 실행하면 자연에너지를 얻음과 동시에
몸 안의 어떠한 막힘이나 질병도 제압할 수 있는
천하의 기운을 얻게 되는 자연 합일되는 기법으로
별다른 운동을 하지 않아도 건강, 질병, 노화, 수명연장에 도움된다

호흡자세

입식호흡 자세
발을 바깥 어깨 넓이만큼, 발 모양은 11자로 바르게 배열한다
발바닥은 독수리 발 모양처럼 가볍게 감아서 모아주고
낮은 기마자세를 취하는데 꼬리뼈를 안쪽으로 가볍게 감아올려
꼬리뼈 끝과 백회혈이 일직선상 되게끔 맞춘다
두 손은 단전에 살짝 모으고 남자는 왼손을 단전 위에 대고
오른손이 감싸주고 몸에 닿지 않을 만큼 가벼이 모은다
여자는 오른손이 단전 위에 대고 왼손이 가볍게 감싸준다
(남과 여는 반대로 한다)

기마자세에서 다리 힘은 허벅지 안쪽에 힘만으로 지탱하고
몸 전체의 힘을 빼준다
앉아서 하는 호흡수련은 평생을 하여도 몸이 이뤄지지 않으며
수련이 깊어질수록 좌식호흡은 생체구조상 기체현상의 누적으로
중병에 노출되기도 한다
시선은 전방 2~3m 앞 한 지점에
먼 산 바라보듯 집중하고 관조하라
바라보이는 그 지점에 마음과 단전이 있음을 집중하여 주시하고
눈은 가볍게 뜬다 (눈을 감지 말라)
잡생각 나면 주시하고 바라보이는 그 지점에 관조하라
잡생각 나면 집중하여 잡념이 사라지게 관조하라
잡생각은 자신과 상관없음을 알아차리고 나면 잡생각은 사라지니
집중하여 관조하라

힘이 들어가 있으면 힘을 빼주고,
자세가 흐트러져 있으면 바로잡아주면서
예전 수행에서 좋았던 느낌이나 감정 등은 의도하지 말고
항상 초심에서 시작하고 초심으로 끝내도록 하라
힘들고 고통이 심하여 참아내기 힘들 정도로 몸이 힘들어도
타협하지 말고 맹진하는 것이 수련이다
설령, 초주검이 된다 해도 몸을 아끼지 말고 이겨내야 하며
그럴 각오가 없으면 수련을 처음부터 그만둬라
참을 수 없이 고통스럽거나 힘들 때는 살짝 미소를 지어라
그러면 고통이 사라진다

수련하기 전에 몸풀기는 기본이다
초보자의 수련시간은 40분 이상 반드시 해야 한다
(힘들면 1~2회 나눠서 한다)
수련시간은 1시간에서 2시간 정도가 좋으며 그 이상은 더 좋다
하루도 건너지 말고 꾸준히 하여야 하며 새벽과 저녁에 하면 좋다
새벽에 수련하면 집중도를 높여주어서 정진하기에 가장 좋다
(시간은 새벽 5~7시간대가 가장 좋다)
저녁에는 잠자기 전에 꼭 수련을 하고 나서 잠을 청하라
저녁에는 서서 수련하다 이완이 되면 앉아서 해도 좋다
(서서 40분 이상 지난 다음 앉아서 해라)
수련 중 졸음이 오면 중단해라
수련 중 졸면서 하면 절대로 안 된다
수련자는 잠자리에 들 때도 손을 단전에 모으고
호흡을 하면서 수면에 들어가고
아침 기상 때도 호흡하고 있다는 인지를 하고 나서
단전에 손을 모으고 기상하라

주시하는 지점에 하단전이 있다 하여 집중하여 수련하라
주시하는 지점에다 잡생각도 내려놓아라
잡생각에 빠지지 않도록 집중하라

호흡자세

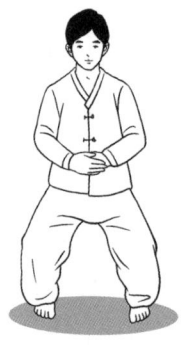 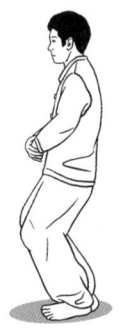

註)
전문과정은 책 「단전생명학」(자연인 著) 참조

단전호흡 수련은 이론적인 학문이 아니다
기본자세를 갖추고 항심으로 단련하는 과정에서 정신과 육체의 세계를
알아차림을 통하여 실타래를 풀듯 '아! 이래서 원없이 좋구나'라는
메시지를 통해 몸에 새기는 수련법이다
이론을 바탕으로 하는 의도수련은 필히 병을 얻게 됨

생명체 환골

환골의 역할

골반 속의 환골은 몸의 근본이며
인간이 생명체로 살아갈 수 있는 원동력인
에너지를 공급하여 주는 역할을 관장하는 기관으로
숨을 쉬게 하고, 혈액을 생산하여 전신으로 순환시켜 주고
몸의 성장, 재생, 재활, 진화, 생성은
환골에너지 역량에 의해 몸에 영향을 주게 된다
환골에너지 역량이 떨어지면 성장성, 자생력이 약화되며
몸 전신과 전 기능에 경직현상으로 이어져
기력저하에 따라 건강한 혈액 생산력과 순환기능이 약화되어
이완력이 떨어지면서 몸의 경직 현상에 따라
건강한 혈액을 공급받지 못한 부분에는 질병이 생겨나게 된다
환골은 생명에너지 원천이자 발생지점이다

환골의 활성

환골은 몸의 우주로 4차원의 영향권이다
3차원의 의도방법으로 인위적인 활성은 불가하다

음식물, 대중치료, 대체치료, 물리치료 등 어떠한 방법으로도
활성이 불가하다

환골 활성은 몸이 근본에 이른 행위에서 활성되어
몸의 이완력이 높아지고 부드러워지면서
혈행, 기력, 정력, 질병 회복력 등이 상승한다

힘을 뺀 느린 보행, 반듯한 생활자세, 힘을 뺀 이완 위주의 운동,
부족한 식사량, 숙면, 복식호흡 등에서 몸이 이완되어야만
부드러워져야 활성되며, 몸이 편안하고 가벼워진다

환골에너지가 약화되면
산소부족, 성장둔화, 혈탁, 질병유발 현상 등
몸의 경직도가 높아지며 혈행이 약화된다

질병 발생, 질병 회복력, 정력, 수명, 인성 등은
환골에너지 역량에 의해 결정된다

환골의 위치
꼬리뼈를 중심으로 생성되는 동력에 따라
환골의 범위가 확장, 축소되며
성장기, 청년기, 노년기, 수행자마다 다르다
진인이 되면 환골 생성능력을 갖게 된다

註)
환골(換骨) 몸의 근본으로 기혈정과 응집력의 생성
자연인이 최초 명명(命名)
환골 활성 전문방법은 책 「단전생명학」(자연인 著) 참조

참고 견디어 내면
세상일 못 이룰 게 없다
절제하고 기다리면
결실 또한 풍성하다

제5장

절제

장수(長壽)

절제하고
절식하고
근면하고
검소하고
인내하고
부족한 걸 즐기고
낙천적이고
좌절하지 않고
끝까지 버티어 내는 것

註)
일반인은 의지력, 정신력, 집중력에 의해서 에너지를 만들고
내공인은 내공운기에 의해 근본에너지를 운용하게 되며
장수는 건강한 뼈에 의해서 결정된다

꾸준한 일상보다
더 대단한 것은 없다

아무리 우수한 학습일지라도
아무리 특출한 재능일지라도
아무리 단단한 건강일지라도
단발성에 끝나버리면 아주 작은 것에 불과하다

대단한 사람은
어제도 오늘도 변함없이
일상처럼 학습, 건강, 재능, 신뢰, 재물을 이룬다면
천하에 못 이룰 것이 없다

사람은 꾀가 나게 되어 있어
꾀를 이겨내기가 쉽지 않으며
보통 사람은 꾀에 허물어지지만
대단한 사람은 꾀를 허물어버린 자이다

꾀를 물리치는 것은
검소, 근면, 질세, 의지, 항심의 산물이다

의지에 의해 뜻을 이루고
형태를 만들어 살아가게 된다

절식(節食)

먹는 것은 에너지를 얻기 위한 행위이다
인간은 먹기 위해서 태어났다는 말을 할 정도로
음식을 정겹게 먹어야 복을 불러들이는 것으로
먹고사는 데 궁색한 것은 삶의 질이 낮은 것이다
음식 맛있게 먹고 건강하게 사는 것이 최고이다

과하면 모자람만 못하다는 것은 진리이며
소식하면 기혈 순혈이 잘 되어서 몸이 따뜻해지기도 하겠지만
몸을 쓰는 자와 정신을 쓰는 자는 에너지 소요가 같지 않으며
개개인의 생활 여건과 체격, 체질에 따라 에너지의 질이 다르다
절식으로 에너지의 충전을 얻어 활력 넘치는 방법이 으뜸이다
맛있는 것을 배불리 먹으면서도 몸에 탈나지 않으면서
에너지를 얻으면서 건강 유지와 질병예방과 치료에 도움이 되는
몸이 원하는 근본요법인 절식(節食)을 소개한다

음식을 즐겨라
음식을 골고루 먹는 것은 옳지가 않다

지혜로운 사람은 자신의 행위에 옳고 그름을 알아차리며
음식을 섭취하는 데도 본인이 원하여
땡기는 음식물 위주로 부족한 듯 고기 한 점, 밥 한 스푼 덜 먹고
절제로 즐기는 습관을 가지고 있다.
본인이 원하여 땡기는 음식물은
몸에서 필요로 인해 요청하는 것이며
더구나 음식에 빠지는 미련한 행동은 하지 않는다
맛난 음식을 부족한 듯 즐기되, 배불리 먹었다 생각되면
다음날 한 끼 정도는 과감하게 건너뛰는 여유를 가져라
한 끼 정도 건너뛰는 절제는 즐거움을 창출하는 에너지원이며
음식을 골고루 먹으라는 식자(識者)의 식탐은 범하지 않는다

음식은 소박하게 먹어라
고기류는 부족한 듯, 생선, 채소, 계절과일은 적당하게
찬 종류는 3종류 미만, 양념은 최소한으로, 담백한 식자재 위주
미식, 가공식품 될 수 있으면 멀리하고
이것저것 골고루 먹는 것을 삼가하라
고단위 영양식 위주의 식단은 삼가하라

음식재료는 사람, 체질, 컨디션 따라 다르다
산삼, 홍삼, 양파, 생강, 마늘, 부추, 육류 등
사람, 기호, 조리방법에 따라 다르니 본인이 땡기는 음식물 위주로

부족한 듯 음식을 즐겨라

평소에 즐기던 음식도 컨디션 따라 먹고 나서
속이 더부룩하거나, 소화가 안 되거나, 기운이 다운되는 경우는
그러한 음식이 본인과 맞지 않으니 삼가라
음식을 먹어서 거북하거나, 원하지 않는 음식을 먹을 경우
소화흡수가 되지 않으니 삼가라
천하제일의 명품 고가 음식이라도 누구에게나 명품이 아니므로
본인의 기호에 맞는, 즉 구미가 땡기는 음식을 즐겨라

암환자, 만성질환자는 부족한 듯 먹어야 기력 향상에 도움되며
질병 극복에 근본적인 에너지원이 된다
음식은 많이 먹으면 배는 포만하지만 기력이 떨어지니
음식에 빠지지 말고 부족한 듯 적당히 즐겨라

골고루 먹지 말라
암환자, 만성질환자는 기력 상승에 도움이 되는
영양식, 토종꿀, 산나물(머위, 꼬들빼기, 도라지, 더덕, 갈근,
잔대, 산마 등)을 섭취하면 기력 향상과 원기 회복에 좋다
암환자는 본인이 땡기는 음식은 몸에서 원하는 것이니
가리지 말고 적당히 섭취하면 기력 회복, 질병 회복에 도움이 된다

모든 음식이 누구에게나 똑같이 맞는 것이 아니며

또한 누구에게나 음식은 골고루 먹는 게 좋은 것이 아니다
몸이 냉하여 차거나 소화기능이 약한 사람은 열성 음식인
양파, 대파, 부추, 생강, 인삼, 쇠고기, 닭고기 등이 몸에 땡기며
또한 소화흡수가 괜찮게 된다

열성의 음식이 아무리 좋다 하여도 몸이 뜨겁거나
열성체질의 사람이 먹으면 속이 더부룩하고 기운이 다운되는 것을
느끼다 보면 이러한 음식이 본인에게는
잘 맞지 않는다는 것을 몸의 알아차림으로 알게 되며
돼지고기, 미나리, 참외 등 차가운 성질의 식품이나
중간 성질의 평한 음식물은
누구나 편하게 다가설 수 있는 음식물이다

음식은 몸의 에너지를 얻기 위한 것이며
값비싼 음식물이 반드시 몸에 유익한 것은 아니다.
먹고 나면 몸이 편한 소박한 음식이 흡수율이 좋으며
체력, 기력, 면역력을 높이는 최고의 식품이며
명품식단, 명약, 명의가 질병을 낫게 하는 것이 아니라
몸 안에 내재되어 있는 회복에너지에 의해서 병이 낫는 것이다

아무리 좋은 식품이라도
사람의 체형에 따라서, 병색과 컨디션 따라서 다르기 때문에
전문가의 사상체질론 등에 크게 관계하지 말고
환자 본인이 구미가 땡기는 음식을 적당하게 먹어주면

소화흡수가 잘 되어 기력 상승에 도움이 되지만
땡기지 않는 음식은 아무리 귀한 고가의 음식이라도
소화흡수가 원활치 못할 뿐만 아니라
오히려 먹고 나서 기운이 다운되거나 탈나기 쉽다

음식도 체질에 따라, 컨디션 따라, 병색에 따라,
체질의 변화에 따라서 수시로 변하며
아무리 좋은 음식도 흡수하지 못하면 무용하다
몸은 영양식 위주의 고단백질보다
가공이 덜 된 자연식단 위주의 소박한 음식이
몸이 원하는 음식으로 기력 향상에 도움이 된다

가공된 비타민보다 신선한 계절과일이 몸이 원하는 것이며
비타민과 신선한 과일을 동시에 먹는 것도 바람직하지 않으며
고가의 영양식보다 신선한 산나물이 뼈의 기력을 돋우어
질병을 물리치는 에너지원이다

註)
산나물, 산약초, 토종꿀, 토종된장은
자체가 해독, 소염제로 기력에 도움이 되며
산나물에 토종된장과 어울린 나물무침은
기력 상승에 도움이 되는 식품이다

복을 짓다

복은 불에 타지 않으며
바람에 날아가지 않으며
물에 잠기지도 않으며
남이 빼앗아가지도 못한다

복은 농사짓듯 정성껏 지어야
공들인 만큼 추수하여 누리게 된다
복은 가만히 있는 자에게 다가서지 않으며
항상 낮추고 다듬고 베풀어야 누리게 된다

복은 짓는 것이다
말에서, 행동에서 복을 짓지 않고 얻으려 한다면 불가하다
게으르고, 나태하고, 방관하고, 노력하지 않는 자는 복이 없다

복을 지어라
복은 짓는 만큼 누리며 살게 된다
복이 있으면 즐겁고, 없으면 암울하다
복은 농사를 지어야 얻어지는 결실이다
덕을 베풀어야 얻어지는 결실이 복이다

귀인을 만나라

세상사는 사람과의 관계이다
사람은 내재되어 있는 에너지에 의해 길흉화복을 이루고 살며
자신에서 파생되는 에너지에 의해 길흉화복이 열리게 된다
부드러운 에너지를 품고 매사 최선으로 살아간다면
주변으로부터 도움을 주고자 하는 사람들이 모여들어
선량한 기운을 얻어 귀한 대접을 받는 위치에 있게 된다
농사를 짓든, 창작을 하든, 사업을 하든, 건강을 유지하든
좋은 에너지를 갖고 있어야 선량한 기류를 타고 있는
귀격의 사람들이 다가와서 인생을 도모해줄 것이다

선의적인 기운으로 일상을 집중해서 열어가면
자그마한 불씨에서 시작되어진 소소한 출발이라도
점차적으로 거대한 기운으로 연결되어 결실을 얻게 된다
하늘의 양식은 원대한 기운을 가진 자에게 다가서게 된다

인간은 누구나 우주공간의 개척자로
공간에서 최선을 다하여 열어가게 되면
선량한 기류가 모여들어 결실이 풍성할 것이고

나태하거나, 기회주의자로 살아가면 빈곤하게 된다

부지런한 사람은 인생이 길고 여유롭고 풍요하고
게으른 사람은 불안정하여 인생이 짧고 빈곤하다

귀격의 눈빛은 맑고 순수하며, 마음은 선량하다
또한 체격과 행동이 모(角)나지 않으며 남을 배려하는 자이다
인과관계를 선량하게 가꾸면 귀인이 나타나서 도울 것이고
불량하게 대처하면 악인이 다가서서 피해를 입힐 것이다
귀인은 건강, 재물, 신의, 명예, 재능, 덕목 등을 챙겨다 주며
귀격은 성심껏 일상을 열어가는 자에 대한 하늘의 화답이며
귀격으로 일상을 여는 자는
악재, 삼재, 재난 등 험한 일이 걷혀간다

운명은 개척자의 몫이다
선량한 자세로 살아간다면 도움을 주는 사람들이 모여들 것이고
불민한 마음으로 살아간다면
피해를 입히는 자들이 다가설 것이다
삶은 뿌린 씨앗대로 거두고 살다 가는 것이며
건강하고, 부자이고, 후덕한 삶은 자신이 결정하는 것이다

계획을 갖지 않으면 결실이 형편없다
귀인을 만나려 한다면 자신을 낮추고 상대를 귀히 여겨야 하며
열린 마음으로 주변을 챙기고 이롭게 세상을 열어가야

덕망 있는 사람을 만나게 되며

경솔한 자에게는 귀인을 만날 수 있는 기회가 주어지지 않는다

註)
성공의 조건은 귀인을 만나야 한다
인간은 동화되어 살아가는 공동체로 귀인을 만나려 한다면
평소의 소양과 인격을 다듬어 갖추어야 한다
독불장군, 아전인수는 불행을 초래하는 어리석음이다

편안함

마음이 너그러우면
상처받을 일이 없고 편안하다

몸이 이완되어 있으면
몸이 굳질 않고
피곤하지도 않고
병에 잘 걸리지도 않고
덜 먹어도 시장기도 없고
몸이 따뜻해져서 잘 굳지도 않으며
몸이 편안하다
이완의 결정체는 부드러움이다

註)
천천히 느리게 걸어라
뭐든지 내려놓고 살아라
매사 부족한 걸 즐겨라

담백한 음식이 좋다

몸은 자연으로 단순하고 담백해지길 원하며
단순 담백할수록 몸이 가볍고 활력이 넘치며 생명력이 높다

탁한 음식, 가공음식, 인스탄트 식품, 양분과다음식, 양념과다음식,
신선하지 못한 음식을 먹으면 자연을 닮은 몸은 오염되어
몸에 쌓인 독소를 배출하기 위해 악취 등을 뿜어내게 되며
오염도가 심해지면 감기몸살을 일으켜 몸은 정화작용을 하게 된다

가공음식을 선호하거나 영양과잉의 체격을 유지하게 되면
자연의 몸은 자생력을 높이려 감기몸살을 일으켜 탁기를
몸 밖으로 빼내려 생명작용을 하게 되며
탁한 음식 선호하면 한 번이라도 더
감기몸살을 앓게 되는 것은 자연의 순환현상이다

몸살 등을 통해 탁기를 몸 밖으로 배출하면 몸이 가벼워지는데
대중요법 등 약물이나 음식으로
감기몸살을 인위적으로 제압하게 되면
몸은 자생력을 잃어 섬차적으로 만성질환자로 전환되어 버린다

탁한 음식, 가공음식, 과다양분, 약물 등 선호하게 되면
몸에다 병을 불러들이는 습관인 것이며,
자연을 닮은 몸으로 유지 관리하면
몸 안의 질병이 말끔히 정화되어 버린다

육류, 생선, 채소, 과일, 우리 몸은 같은 자연으로
양념을 최소화하여 순수 단백하게 먹는 것이 좋으며
자연 상태 그대로 최대한으로 유지하는 것이 최고이다

註)
간장, 된장, 소금, 마늘은 자체가 천연치료제이며
육류, 생선, 채소의 조리에 잡다한 양념 최소화하여
담백할수록 몸에 유익하다

체력과 기력

체력은 힘을 주어서 생겨난 운동력에 의한 겉힘이고
기력은 온몸의 힘을 빼고 나서 몸속에서 우러나오는 속힘으로
몸속의 뼈에서 생겨난 근본에너지로 이완력, 지구력, 수명력이다

기력은 체력이 기본적으로 받혀줘야 유지되며
근육질 등으로 체력이 지나치거나 과하게 되면
기력이 떨어져서 기운이 약화되는 상반관계가 있다

체력은 운동력이지만
기력은 생명력과 동일시되는 지구력, 이완능력이다
기력이 좋아야 몸의 경직을 억제하고
혈행을 도와 질병에서 자유롭다
체력 위주로 운동을 하면
몸의 경직도를 만들어 건강의 장애요인이 된다
매사 부족하게 섭취, 적당량의 운동량을 유지하는 것이
기력 향상에 도움이 된다

체력이 왕성하면 몸은 탈나기 쉽고
기력이 왕성하면 몸이 더욱 부드럽다

기력은 뼈의 힘인 몸의 에너지이다 ~자연인~

생존의 법칙

인간은 살아남기 위해서 모든 생체기능이 자발적으로
작동되어지는 생명체이다
생존을 위하여 본능적으로 끊임없이 성장, 진화되며
노력을 더 하는 만큼 성장, 진화를 이끌어내게 되며
의지가 삶을 판가름하며, 의지하는 만큼 삶을 개척하게 된다
의지에 도움되는 영양소는 집념과 열정, 끈기이다

생존의 법칙
생명체는 살아가려는 속성에 의해,
주어진 환경에 최대한 적응하여
최대공약수를 찾아내려 도전하면서
성장도를 높여가는 자체에서
생명에너지가 업그레이드 되어지면서
생명체가 살아가려는 응집력에 의해 진화를 이루며 살게 된다

약육강식

살아있는 자체가 생명체의 가치이며
가치를 높이기 위해 근면, 검소, 절제, 배려, 사랑, 봉사, 수양하며
신체 구조와 역량을 향상시키려
골격, 시각, 촉각, 후각, 미각, 감각이 진일보 진화되어 왔으며
삶을 이어가기 위해 생물학적으로 번식하며 생존을 이어가게 된다

생명력이 왕성하고
생활력, 생식력, 운동력, 생산물, 창작물이 왕성한 것은
왕성한 에너지를 활용하여 역동적인 운명을 열어가기 때문이다
생명력은 에너지에 의해 결정되며
고갈되지 않는 생명에너지 운용이 건강, 장수의 원천이다

남을 탓하지 말라

길을 가다가 돌부리에 채였다고 누구를 탓하고
성적이 좋지 못하다 하여 머리 탓하고
곳간이 비었다 하여 부모 탓으로 돌리고
몹쓸 병에 걸렸는데도 누구를 탓한다면 인성이 형편없는 자이다

삶은 누구에게나 공평하게 주어지며
주어진 여건을 실타래 풀어가듯 주의 깊게 헤쳐가야 하는
개척자요, 방랑자요, 누구나가 다 자유로운 영혼의 주인공인데
남의 탓으로 돌리게 되면 그 안에 갇혀서 지내게 되는 격이며
그렇다고 눈앞에 펼쳐진 삶을 누가 대신하여 살아주지 않는다

부모님 영향도 성장기의 잠시뿐이고
선생님 가르침도 학창시절의 잠시뿐이다
삶이 윤택한 것은 열심히 땀 흘려 살아온 발자취요
몸이 건강한 것은 철저한 건강관리를 잘 실행한 것이고
몸에 몹쓸 병이 있다는 것은 건강관리가 허술하였던 것이다
남에게 재물관리, 건강관리를 맡긴다는 것은 어리석음의 극치이다

인간이 먹고 자고 싸고는 첫째의 책무이며
먹을 양식을 가장 먼저 일용해야 할 곳은 몸뚱이다
황금보다 더 귀중한 몸뚱이를 남에게 관리를 맡겼다 하면
그 결과는 비참뿐이다

길을 가다 돌부리에 채인 것도
몸에 몹쓸 병이 생겨난 것도
모두가 자신의 부주의에 의한 과오인 것이다

돌부리에 채이지 않게 주의 깊게 걸어야 하며
몹쓸 병이 몸에 생기지 않게 주의 깊게 관리를 해주어야
암을 물리칠 수가 있으며, 건강한 삶을 살아갈 수가 있다
남에게 의지하여 살아가려 한다면 풍전등화 신세로
자신의 생명을 바람에게 맡긴 꼴의 어리석음이다

조상 탓, 부모 탓, 배우자 탓, 머리 탓, 연장 탓, 운세 탓 등
자신의 몸에 생겨난 질병마저도 형편이나 여건의 탓으로 돌리는데
남을 탓하는 자는 부정적인 사고를 가진 게으르고 우매한 자로
삶에 대하여 철저한 대비를 하지 못한 것에 대한 손실은
고스란히 본인이 갚아야 하는 빚인 것이다

세상은 넓고 우주는 끝이 없다
당신이 개척하는 만큼 황금을 캘 수가 있으며
당신이 노력한 만큼 우주에너지를 몸 안에서 쓸 수가 있다

삶은 당신이 노력한 만큼, 개척한 만큼 누려가게 된다
내 탓이오 하는 순간부터 세상의 진정한 개척자가 되어
당신은 능동적이고 성공한 삶, 건강한 삶의 주인공이 될 것이다

운명은 개척자가 얻게 되는 결과물로
무한긍정에는 무한에너지가 담겨 있다 ~자연인~

운동을 열심히 한다고
건강한 게 아니다

상체나 하체의 근육 근력 위주의 운동,

스피드, 파워, 힘의 강도를 높여주는 운동,

체력, 지속력을 상승할 목적의 극기훈련 등

파워, 스피드, 근육, 근력 위주의 건강미 넘치는 운동을

열심히 한다고 하여 질병의 저항력이 높아지는 건강하고는 다르다

황소처럼 힘을 다루는 자

대중의 시선을 압도하는 근육미, 육체미를 뽐내는 자

마라톤, 축구, 야구, 수영, 스키, 골프 스포츠계의 일인자

타의 추종을 불허하는 전설의 운동선수라 할지라도

몹쓸 중병에 걸려 사경을 헤매거나

밤새 세상을 등진 자가 주변에 비일비재하다시피

운동력, 근육력, 파괴력하고 면역력, 생명력, 수명력하고는 다르다

근본으로 다가서는 생활습관과 이완 위주의 운동을 하게 되면

병원 다닐 필요가 없을 뿐더러, 건강염려증이 사라지게 된다

걷기를 하여도 힘을 빼고 천천히 느리게

근육을 만들어주어도 힘을 빼고 천천히 속 근육 위주로
운동마다 힘을 빼고 천천히 느리게 부족한 듯이
지구력 위주의 운동을 하게 되면 기력이 왕성하여
부드러운 몸을 유지하게 되어 만병에서 자유롭다

고수

달팽이 걸음걸이만큼
수분을 흡수하는 나무의 생명력만큼
수증기가 되어 하늘로 올라가는 수분의 움직임만큼
자연 움직임 결대로 몸속의 근본에너지를 만들어내는 게 고수이다

힘을 이완시켜 에너지를 만들어내는 힘
내공 힘과 에너지를 만들어낼 수 있는 기력
골반 뼈 속의 근본에너지를 운용하는 경지

삶에서 일어나는 몸의 걸림돌, 질병의 한계, 체력의 한계,
환경의 한계, 신체의 한계를 극복하여
일상으로 흔들림 없는 평온함을 유지하는 자
이기지 않으려는 부드러움을 유지하는 자가 고수이다

註)
빠르고, 강하고, 힘이 센 것은 선수이고
느리고, 여리고, 부드러운 것은 고수이다
선수는 적이 있으며 지나치면 탈나지만
고수는 천하무적이다

자연의 가치

자연의 존재는 에너지에 의한 것이며
인간은 자연에너지에 의해 탄생된 명품이다
자연의 존재는 순리에서 융성하고 순리를 벗어날수록 빈약하다

자연에너지의 역량에 따라 탄생, 성장, 진화가 이뤄지며
에너지가 쇠퇴될수록 퇴화되어 병들고 사멸된다
자연(인간)의 질병은 자연으로 되돌려 순수자연에너지를
얻어내어야만 회복이 된다

인간은 과학이란 미명하에 자연에서 편리성을 창출하지만
자연의 본성까지 모방할 수는 없는 것은
자연은 자연에너지 역량에 의해 창조, 작동되어지는데
의도의 에너지 역량은 한계성을 벗어날 수가 없으며
인간이 절대치의 무한자연에너지 창조는 불가하며
자연을 이용하는 정도의 수준이다

인간이 순수자연을 창조할 수 없으며
인간이 훼손한 자연은 자연으로 되돌려

자연이 회복되어지는 시간대가 경과되어야 회복되며
자연(인간)이 근본을 훼손하여 발생된 질병은
자연이 회복되어지는 시간대의 자연의 근본의 몸으로 돌아와야
자연에너지에 의해서 질병이 회복된다
자연의 가치를 최대로 끌어올리는 것보다
순수자연에너지를 활용하는 가치보다
순수자연으로 진입하는 것보다
더한 가치는 세상에 존재하지 않는다

註)
인간은 자연의 창조물이다
인간이 해결 못하는 질병은 자연으로 돌아와야 회복이 된다
세상의 가치에서 자연의 가지보다 더한 것은 없다
인간은 자연인데도 자연이 아니라고 착각한다
자연에너지는 절대치이며 모방이 불가하다

몸(자연)이 순수자연의 몸을 만들어줘야
몸 안의 자연에너지를 운기하여 쓸 수가 있다
삶의 가치에서 자연에너지보다 더한 가치는 없다
자연 근본에는 무한대 에너지가 흐르며, 자연에는 질병이 없다

근본을 벗어나면 병이 생기고
근본에 이르면 병이 사라진다

제6장

근본과 질병

근본에서의 질병

근본은 세상이 열리는 시작점으로
근본에서 발생되는 에너지에 의해 생명체가 탄생하게 되며
생명체는 근본에 다가선 생활을 누리면 에너지 활성으로
성장, 진화가 더욱 활발하게 이뤄진다
반대로 습성이 근본을 벗어날수록 몸에는 고장이 나며
고장난 부분은 근본으로 다가와야 고장에서 회복된다

자연은 질서정연하며 몸의 고장난 부분이 근본으로 돌아오지 않고
의도의 대증치료를 하게 되면 고장난 부분이 점점 심화되고
잘못되어지는 방향으로 전개된다

인간은 자연이다
자연의 순리대로 살면 몸이 편안하고 병이 없으나
순리를 벗어나면 몸은 병들어간다
자연, 사람, 동물, 나무, 새는
자연 그대로 상태에서 가장 자연스럽다
의도하는 인간만이 자연으로 복구하지 않고서
세뇌방법으로 어떻게 할수록 몸은 망치고 병색이 깊어지게 된다

자연의 병듦은 자연으로 돌아와야
자연(인간, 동물, 나무)이 회복된다
인간이 망쳐놓은 자연(인간)은 자연으로 되돌려놔야 회복된다
궁리할수록 자연은 병들어 버린다

고혈압, 당뇨, 심장병, 암 등은
자연의 근본을 벗어나서 생겨난 질환으로
자연(몸)이 근본으로 되돌아와야만 회복된다
인간이 의도하는 대증요법의 신약, 수술, 방사선, 모르핀 등은
백약이 무효하다
불치병, 중병일수록 자연으로 돌아와서
자연의 시간대가 경과되어야만 질병이 소멸된다

인간은 근본으로 다가설수록 질병이 없으며
질병은 근본으로 다가서면 눈 녹듯 소멸된다

근본치유 (1)

몸은 근본에 다가서면 편하고 쾌적 상태를 유지하게 되며
근본을 벗어날수록 몸이 버겁고 힘들어지며 병에 노출되기 싶다

특히 몸의 고질적인 만성질환은 근본을 벗어나서 생겨난 현상이며
몸이 근본에 이르러야 병이 소멸된다

근본에 이를수록 몸이 따스해지고 부드러워지며 피가 맑아지고
기력, 혈행이 왕성해지면서 몸이 가볍고 활력이 넘치게 된다

몸이 근본에 다가설수록 시장기, 허기가 덜하며
추위와 더위도 덜 타게 된다

註)
근본에는 자연에너지가 무한대에 이르며
자연에너지는 우주공간마다에 면면히 흐른다

근본치유 (2)

몸의 모든 만성질환은 근본을 벗어난 생활환경, 생활자세에서 생겨난 습관성 질환으로, 몸의 고장의 원인인 근본으로 되돌아가야 완치되어 질병에서 벗어날 수가 있다.

발병원인을 바꾸지 않고 질병을 치료한다면, 치료방법이 어떤 방법이든 관계없이 질병에서 벗어날 수가 없다. 몸은 근본을 벗어나면 고장이 나게 되지만 근본으로만 되돌려주면 질병은 쉽게 낫는다. 질병의 초기에는 가벼운 피로감, 소화장애, 무기력 등 감기 증상 정도에서 시작된다. 이런 증상이 생겨난 것은 당신의 몸을 근본에서 바라는 대로 사용을 안 하였기 때문에 발생했으며, 근본으로 되돌려주면 그러한 증상에서 아주 쉽게 벗어날 수가 있다.

질병의 증상이 몸에 남아있는 것은 당신이 근본으로 되돌아오지 못한 것으로, 근본으로 돌아오지 않으면서, 쉽게 대중치료(아픈 곳에 대한 대응치료)를 하게 되면, 그 치료방법이 무엇이든 관계없이 질병에서 벗어나지 못하고 끝까지 당신은 괴롭힘을 당하게 된다. 의학계의 획기적인 치료를 한다 해도 잠시 호전 증상일 뿐으로, 겉에서는 질병이 안 보일지라도 몸속에 그대로 남아있어 끝까지 당신을 괴롭히게 된다.

  치료방법에 따라 질병의 종류가 하나둘 추가되거나 치료 불가한 난치성 질환이 되어버린다. 암, 고혈압, 당뇨, 심장병 등 만성질환은 대증요법으로 치료해도 낫지가 않으며, 더구나 완치는 불가능하다. 질병치료에 대한 대처방법이 선량하지 못하면 질병의 악화로 목숨마저 내놓아야 한다. 어떠한 질병이라도 당신이 몸을 잘못 사용한 것을 진정으로 반성하여 근본으로 되돌아오면, 당신을 괴롭히던 질병에서 벗어나게 된다. 그러나 근본을 벗어나서 행하여진 발자취에 따라 그에 상응하는 고통의 정도는 감수해야 한다. 자연계의 흐름은 억겁 세월에서도 질서정연하며, 자연계에 이르면 불치병은 사라져 버린다.

  註)
몸은 단순하다
몸의 우주(근본)는 환골이며
환골만 부드러우면 만병이 소멸된다

근본요법과 대증요법

우리 몸은 근본에 이르면 에너지가 활성되어
병 없이 건강하고 활기차며 젊음을 유지하게 된다
몸이 원하는 방법대로 몸을 만들어가는 것으로
몸이 근본에 이르면 부드러워져 깃털처럼 가볍고
힘이 충전되어 에너지는 바닥이 드러나지 않는다

대증요법
몸이 아프면 병원에 가서 약물, 수술, 대체치료, 방사선 치료 등
아픈 부위에 대한 원인을 분석하여 치료하는 행위이다
고혈압, 당뇨, 심장 등에 문제가 있어 대증요법의 치료를 하게 되면
에너지는 말살되어 점점 자생력을 잃게 되며
만성적인 고질병으로 변모되어 몸이 점점 무너지게 된다
아프고 나서 약방을 찾는 격이다

근본요법
몸이 원하는 근본에 이르도록 관리히여 주이

병 없이 활기차게 일상을 열어가는 형태를 말한다

몸의 이상증세를 느껴 의료기관에서 질병에 대한 진단받고 나서
몸의 잘못을 바르게 알아차리고 대증요법보다는
근본치료 방법을 선택하여 병을 물리치는 것이다
대증요법은 에너지를 말살시키는 요법이고
근본요법은 자연에너지에 의해 지병치료는 물론
가볍고 건강한 몸으로 재무장되어지는 요법이다

의료기관의 진료를 받고 나서 혈압, 당뇨, 심장병 등 확인받고
근본치료하면 몸에서 병이 사라지나, 대증치료를 선택하게 되면
가벼운 질병마저도 만성화로 진행, 악화일로로 전개되어 버린다
대증요법으로 치료한다 해도 몸의 질병을 물리치려 한다면
대증요법의 약물 등을 끊고 근본요법으로 되돌아와야 완치되어
몸에서 병이 소멸된다

註)
근본에는 질병도, 노화도 없으며
근본원칙에 적응할수록 노화도 완만하게 진행된다

근본요법 치료와
대중요법 치료

몸은 근본에서 멀어지게 되면 기혈 순환이 원활치 못하여
피로감 등 몸이 무겁고 지치고 힘들게 되는 증상을 시작으로
신체의 약한 기관부터 고장이 날 수 있으니
잘못의 원인을 바로 알아차리고 무리하지 말고
휴식 등을 가져주어 건강에 대비해 달라는 언어를 보낸다

근본요법의 치료

　근본을 잘 숙지하여 부드러운 몸으로 관리하여 주는 자에게는 이러한 증상이 거의 찾아오지 않지만, 몸의 신호를 무시하거나 잘못 대응하는 자에게는, 자신의 약한 몸의 기관부터 문제가 발생하기 시작한다. 몸의 반응이란 감기몸살, 두통, 위장장애, 배탈·설사·복통, 심혈 이상 증상, 허리·어깨·무릎 등의 결림, 저림, 통증 등이며, 이는 평소에 몸 관리를 잘못하여 근본이 벗어난 것에 대한 몸의 언어로 쑤시고, 아프거나, 통증을 유발하는데, 이러한 증상은 삼가 조심해서 소박하게 근본으로 다가시는 생활습관 몇 가지를 바르게 실천하여 주면 그러한 가벼운 증상은 쉽게 사라지고 만다.

몸에서 나타나는 발열, 통증 등의 증상은 대부분 2~3일 정도 근신하여 주면 사라지며, 안 나았다 싶으면 1주일 정도 조심히 다루다 보면 대부분이 사라지고 만다. 그래도 몸의 어느 부분에 아직 덜 나은 부분이 있다 할 경우, 무리하지 않으면서 몸을 살살 다루다 보면, 자신도 모르게 나으면서 사라져 버린다. 연령층이나 증상의 정도에 따라 처음에는 2~3일, 7~8일, 14~15일이 경과되어, 자연이 회복되는 기다림의 시간이 지나다 보면, 감기몸살, 머리, 위장, 대장, 심장, 신장, 척추질환 등 몸에 나타났던 이상증세는 다 나아 사라지고 마는 것이 근본으로 돌아가려는 자연의 생존원칙이다.

대증요법의 치료

근본과는 거리가 먼 생활자세로 살아가는 자는 생활습관에 따라 몸에서 나타나는 증상인 감기몸살, 심장, 신장, 위장, 대장, 척추, 어깨, 무릎 등의 자각 증세에 대응하는 방법이란, 아프고 나서 약방문 두드리는 격의 대증요법(약물, 수술, 대체치료)에 의지할 경우, 몸이 생존생리 작용인 자생력에 의해 2~3일 정도면 낫는(몸은 아플 만큼 아프면 반드시 낫게 되는 자연이완 치유 시간대의 속성) 가벼운 질환일 경우에도, 감기몸살 등 몸에 생겨난 가벼운 질환치료에 그동안의 약물 내성으로 인하여, 약물을 2~3일 복용해서 치료하여도 잘 낫지가 않게 되며, 약물복용 기간이 7~8일에서 15일 이상 길어져도 몸의 질환이 쉽게 낫지가 않는 등의 무기력한 증상으로 이어져 몸이 무겁고 개운치가 않다가, 결국은 몸이 아플 만큼 아프고 낫는 자연의 속성에 의해 몸의 증상은 약화되어 회복되는 듯싶다가도 다시 나타나는 등 재발하게 된다.

대중요법의 강압적인 약물 등을 투여하여 치료를 하고 나서 약효가 떨어지게 되면, 몸의 경직도는 약물투여 직전보다 더 심화되어 기력이 다운되는 증상으로 이어져, 몸은 더 무기력하고 자생력은 약화되기를 반복하다가 질환이 낫는 것도 아니고 몸속에 숨어 있다가 다시 나타나는 증상을 반복하게 된다.

약물 속성에 의한 몸의 자생력은 점차적으로 약화되고, 내성이 무너져 버려 체력, 기력이 떨어질 때마다 질병의 증세가 다시 나타나며, 약물 내성에 따라 질병은 낫지 않고 몸속에 숨어들어 갔다가 기력이 떨어지면 다시 나타나기를 반복하게 되면서, 처음에는 가벼운 감기몸살 정도의 가벼운 질환이 만성질환으로 전개되어지다 보면, 대중요법 치료기간이 길어질수록 병명이 하나둘 추가되고, 몸은 점점 병약자의 신세로 전락되어 버린다. 만성적인 질환의 병약자가 되었다 해도 질병이 낫는 것은 몸이 근본으로 반드시 돌아와야만 암, 고혈압, 당뇨, 심장, 뇌(치매 포함), 폐, 모든 질환에서 벗어날 수가 있다. 만성질환자가 근본으로 되돌아오려면 질병 회복과정에서 고통이 반드시 따르고 나서 근본으로 회귀하게 된다.

대증요법과 근본요법의 차이

양의학
몸이 탈나고 아픈 증상, 통증, 염증, 종양 등에 진료를 통한 약물, 수술 등의 의술치료 위주로 근본적 원인치료보다는 눈에 보이는 대로의 사후치료로 인한 작은 것이 확장되어지는 가능성에 의한 질병을 억제, 제거, 확대·전이 등의 관찰하는 의료치료 행위로서 질병 발생원인보다는 결과에만 치중하게 되면, 몸의 근본이 무너지는 관계로 점차적으로 2차, 3차로 질병이 확대될 가능성도 열어놓고 봐야 한다.

한의학
몸의 아픈 증상, 통증, 염증, 종양 등에 음양오행의 상생상극의 원리를 통하여 약한 부분과 강한 부분의 균형을 바르게 조화를 주어 다스리는 대체치료 행위로, 질병의 경중, 진맥, 진단, 투약, 주사, 의료진의 숙련도에 따라 편차가 있을 수가 있다.

근본치유
몸의 통증, 염증, 종양 등 생겨난 근원을 우주(몸)가 열리는 기점으로 되돌리는 요법이다. 근본으로 회귀하면 자연에너지에 의해 기혈 활성으로 자연이 근본으로 되돌리려 하는 생명생리 작용에 의해 몸이 소생, 재생, 질병이 자동 소멸된다.

註)
인간의 질병은 자연으로 회귀해야 소멸되며
의도의 대체치료로는 질병 소멸이 불가능하다

질병 완치의 척도

모든 생명체는
이완에서 탄생, 성장, 회복을 가져다주며
경직에서 병듦, 노화, 죽음을 가져다준다

젊음의 비결은 이완능력 즉 부드러움이며
노화는 경직 즉 굳어가는 것을 말한다
몸을 부드럽게 유지하는 것이 젊음, 건강, 무병장수의 방법이고
몸이 굳어가면 여기저기 고장 나면서 질병이 생기게 된다

또한 경직된 부분이 풀어지게 되면 그 질병이 사라지고
경직 상태를 이완시킬 능력이 없으면 결국에는 죽음을 맞게 된다
즉 건강하고, 장수하는 길은
몸을 늘 부드럽게 만드는 것만이 비법이다

경직에서는 질병이 생기며, 이완하면 질병이 사라지며
이완은 젊음이고 에너지원이며, 이완에서 질병이 회복되는
최대에너지를 얻을 수가 있는 것이다

모든 질병은 이완능력이 떨어져 혈행이 원활하지 못하여
몸의 취약한 부분에 혈을 공급받지 못하여 고장이 생긴 것이며
몸의 모든 병이 낫는 것은 이완능력이 결정하며
이완능력이 모든 질병 완치의 척도인 것이다

몸 이완 향상이란

몸 이완이 잘 되어지는 것은, 몸이 건강하다는 것으로
질병, 과로, 운동, 등산 후의 피로에서 빠른 회복력을 얻게 된다
이완에서 최대에너지를 얻게 되며
이완력을 향상시킬 수 있는 것은 젊은 에너지이며,
회복력이며, 정력이다

이완능력이 뛰어나면
운동, 등산, 일상생활 등에서 피로감이 덜하고
같은 힘을 사용해도 덜 지치며, 또한 빠른 회복력을 보인다
골퍼가 힘을 빼고 치는 것, 권투, 배구선수가 힘을 빼는 순간
최대 파워를 내는 것은 그만한 힘을 몸 안에 지니고 있기 때문에
힘을 안 쓰고도 파워가 있으며
에너지의 손실 없이 강력한 파워를 만들어낼 수가 있다

진정한 강자는 힘이 있으되 그 힘을 쓰지 않는 것이다
그 힘은 골반 뼈에서 나오며, 골반 이완능력이 파워이며
회복력, 재생력, 면역력, 정력, 생명력, 수명력이다

몸 이완 향상하는 방법

- 몸을 부드럽고 유연하게 관리

  스트레칭, 가벼운 체조, 산책

  (1~2시간 정도 가볍게 팔 흔들며 걷기)

- 바른 자세로 반듯하게 앉기

  (가슴 펴고 허리 꼿꼿하게 세워야 좋다)

- 바르게 걷기

  (가슴 펴고 허리 꼿꼿하게 세워, 팔을 등짐지고 거만하게 걸어라)

- 음악, 노래 부르기, 흥얼거리기

  (음률을 타면 몸이 부드럽게 이완된다)

- 용서하고 배려하는 마음

  (마음에 응어리가 없어야 부드러워진다)

- 긍정적이고 낙천적인 성격

  (몸이 부드럽고 따뜻하다)

- 부족한 듯한 영양식사

  (몸이 가볍고 따뜻하다)

- 육식은 좀 부족한 듯이 섭취

  (몸이 가볍고 편안하다)

- 녹색 채소를 즐겨라 (시금치, 배추, 상추, 부추, 청고추, 청경채, 브로커리 등이 뼈에 좋다)

- 신선야채, 계절과일을 즐겨 먹어라

- 산나물 가끔 먹어라 (냉이, 달래, 머위, 씀바귀. 쑥, 민들레, 냉이, 달래, 두릅, 취나물, 오가피순, 엄나무순, 다래순 등)

- 버섯류 가끔 섭취

  (송이, 능이, 싸리, 표고, 느타리, 상황, 영지 등)

- 산약초 가끔 섭취 (솔잎, 싸리나무, 갈근, 잔대, 더덕, 도라지, 대추, 구기자, 오미자, 오가피, 결명자 등을 약하게 다려 먹어라)

- 담백한 식사

  (피가 맑고 몸이 따뜻해진다)

- 효소 발효식품, 절제된 생활, 요가, 복식호흡, 산림욕, 적당한 휴식, 족욕, 반신욕, 느리게 걷기, 숙면, 적당한 성생활, 댄스, 악기연주, 약물보다 자연치유, 아랫배 따뜻하게 유지, 머리는 차게 잠자기, 내복 입기, 따뜻한 복장, 전원생활 등

이완능력을 관장하고 있는 기관

몸의 이완을 관장하고 있는 기관은 뼈이며, 뼈의 주체는 환골이다
환골의 기능이 왕성하면 기력이 높아지며
몸을 부드럽게 만들어 모든 병을 물리치게 되며
반대로 환골이 경색되면 기혈이 떨어져 몸이 무겁고
질병을 다스릴 수 있는 에너지가 저하된다

몸이 경직되는 요소

스트레스, 충격, 성냄, 과로, 과식, 과음, 약물복용, 찬 음식, 냉수, 수면부족, 수면과다, 운동부족, 긴장된 생활, 잡념, 부정적인 사고, 과욕, 지나치게 빨리 걷기, 급한 성격, 방사선 치료, 과도한 운동, 과도한 등산, 근육질 위주의 운동, 지나친 컴퓨터 생활, 과격한 행동, 거친 말투, 과도한 성생활, 육식 위주의 식단, 어깨, 허리, 골반 삐뚤어진 체형, 상반신 노출, 굽 높은 신발, 인스턴트 식품, 가공식품 등

몸의 재생

골격, 연골, 근육, 신경, 세포의 재생
몸의 근본은 뼈이다
뼈는 주인공인 환골의 근본에너지에 의해
모든 뼈, 연골, 근육, 신경, 세포가 재생, 성장, 진화가 이뤄진다

현재의 의학계에서 뇌, 심장, 신장, 무릎, 척추 등
세포, 신경, 연골(디스크), 뼈의 재생이 불가하다
자연계 근본에 이르러 뼈의 재생, 진화되어지면
골격, 뇌, 심장, 신장, 척추, 무릎, 세포, 신경, 연골(디스크) 등
재생, 생성이 이뤄진다

뼈를 재생하려면 몸이 근본에 이르러
환골의 근본에너지에 의해 몸이 절대이완을 얻게 되면
뼈의 재생, 성장, 진화가 이뤄져 생성되며
골격, 기관, 장기, 세포, 근육, 신경, 피부, 머리카락,
척추·무릎 관절의 모든 연골(디스크), 온몸이 재생, 생성된다
자연계 근본에너지는 설대가치 부한대이다

註)
내공력에 의한 환골에너지 활성을 이뤄
근본에 이르면 노화는 멈추고 몸은 생성체제를 갖추게 된다

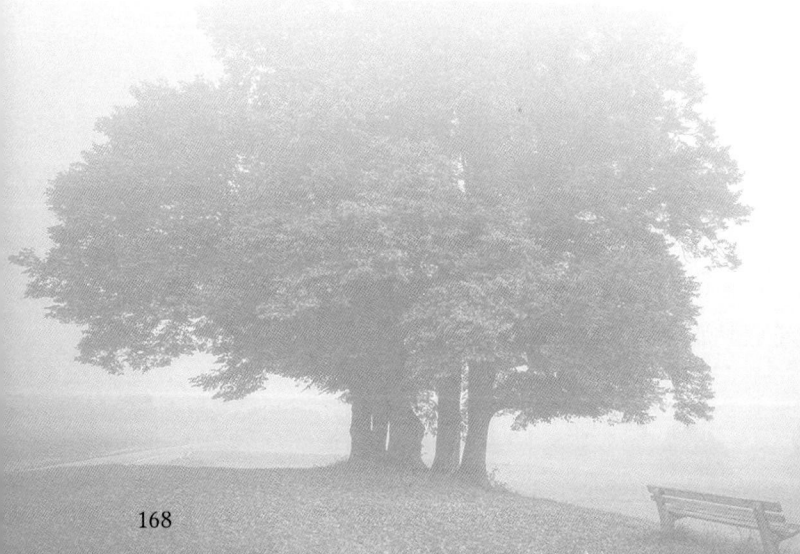

100일 자연의 치유시간

겨울이 지나면 봄이 오듯
지금 먹는 음식물이 몸에서 생하여 생체를 이루는
자연의 생성 시간대는 100일이다

몸이 근본으로 다가선 다음 근본에너지에 의해
몸의 질병이 소멸되어지는 시간대는 100일이며
자연의 기다림의 시간이 지나고 나면 질병이 소멸된다
자연의 움직임은 한 치의 오차 없이 질서정연하며
자연이 존재하는 근본에너지의 가치는 불변하다

의도에서 접근하여 치료하게 되면
의도한 만큼의 치료효과는 얻어질 수 있으나
몸의 질병은 몸 안에 남아 머물러 있게 되며
기력이 떨어질 때마다 나타나게 된다

지금 실행하고 있는 치료의 방법으로
당신 몸의 질병이 100일이 지났는데도 낫지 않았거나
호전되지 않았다면 치료방법이 문제가 있는 것이며
질병에서 벗어나려면 자생력에 의한 자연 근본에서 찾아라

감기몸살은 질환이 아니다

감기몸살은 몸이 근본으로 되돌아가기 위한 몸의 언어로
몸의 막힌 데를 뚫어내어
생명체가 살아남기 위한 에너지의 작동이다
건강한 사람은 감기에 거의 걸리지 않으며
바이러스 세균성에 노출됐어도 별다른 증상 없이 쉽게 벗어난다
보통 사람도 감기는 2~3일 정도면 대부분이 회복되며
감기가 물러나면서 몸의 막힌 곳에
기혈의 에너지 작용으로 뚫고 나면 몸은 한결 가벼워진다

암, 고혈압, 당뇨, 심장병, 폐, 뇌질환, 대사증후군 등
질병의 시작은 처음에는 감기몸살 과정부터 출발하게 되며
근본에 이르러 질병이 완치되어 몸에서 사라질 때도
감기몸살 과정을 반드시 거치고 나서야 회복되어 종결된다
이러한 중증 증세의 질병이 누구나 처음부터 생겨나지 않았지만
기혈 불균형에 의해 생겨난 가벼웠던 증세에 대하여
현명하지 못한 대응의 결과에 따라 중증질환으로 전개된 것이다

근본치료는 이렇게 쌓인 산물이 정리되는 것을 말하며

근본을 벗어나서 생겨난 질환을 다 털어내는 데는
몸의 통증을 통한 하늘의 신약인 감기몸살밖에 없다
감기몸살의 길이, 깊이, 아픔의 정도가 클수록
악성질병 치료의 효과는 더 크다
아픔이 있는 한 질병은 반드시 나으며
통증 등 고통을 이겨내는 한 절대 잘못되는 일은 없다

고통은 하늘이 인간에게 근본으로 인도하는 신약이며
고통을 이겨낸 자만이 기쁨을 누릴 자격이 있다
고통을 대중요법의 달콤한 속삭임으로 피하려 하면
몸의 기쁨인 환희는 얻을 수 없는 것이 자연의 구조이다

감기몸살을 질병으로 보아 대중요법(약물, 주사 등)의 치료는
몸을 근본으로 되돌리기 위한 기혈작용을 방해하는 행위로
몸속의 질병은 가중되어 질병 공장을 차리게 하는 격이다
감기는 몸의 어느 기관에 생겨난 질환도 아니며
감기를 타협할 목적으로 약물(해열, 진통, 거담제 등)을
복용하는 것은 바보짓이다

감기는 몸이 근본으로 되돌아가기 위해
몸을 달구어 발열시켜 막힌 곳 뚫는 기혈작용이다
식욕을 떨어뜨리는 것은 몸을 달구기 위한 것이며
몸살은 몸을 이완, 확장시켜 주기 위한 것이다
감기몸살이 심한 것은

몸에 기혈이 막혀 있는 이상증세를 뚫어내기 위한 몸의 언어이며
몸의 말씀을 겸허히 경청하여 아픔을 그대로 받아들이면
몸의 질병은 깨끗이 사라져 버린다

자연(지구)이 생성하기 위해 틀이 틀어질 경우
지진, 허리케인 등 자연에너지에 의해
근본으로 되돌리기 위한 몸부림인 것이며
자연(인간)이 생성을 위해 틀어진 몸의 근본을 바로잡기 위해
자연에너지에 의해 감기몸살을 일으키게 되는 것이다

지금 당신의 몸에 암, 고혈압, 당뇨 등 만성질환이 있다면
지난날 당신의 몸에 찾아온 감기몸살을 극복하기 위해
달콤한 대체치료 방법을 선택한 결과물인 것이다
감기, 몸살, 발열, 두통, 가래, 기침은
몸을 정상으로 되돌리기 위한 몸의 언어로
자연에너지가 막힌 데를 뚫어내기 위한 기혈작용으로
고통, 통증을 통해 당신의 몸을 병이 없는 근본으로 다가서기 위한
자연의 언어이자 하늘의 신약인 것이다
통증을 즐기는 자는 이 세상에서 가장 현명한 자이다

註)
감기몸살이 오면 몸을 쉬어줘라
열이 나면 참아내어 극복하고
그래도 참아내기 힘들면 수건을 적셔 몸의 체온을 다스려라

기침, 가래가 심하면 도라지, 배, 꿀 등 물에 다려서 먹어라

식욕이 없으면 굶거나, 덜 먹어라
덜 먹어야 몸이 달구어지고 기력이 상승된다

감기몸살에 대증요법(약물, 주사 등)으로 치료하면
몸의 자생력이 파괴되어 병약자 체질로 전환되며, 만병을 끌어들이게 된다
감기몸살 대응에 자연요법으로 극복하면 몸은 한 단계 성숙된다

어떤 수술도 하지 말라

만성적인 질환으로

몸 안의 뇌, 심장, 위장, 대장, 신장, 폐, 간, 항문, 자궁, 난소, 치질, 고막, 담낭, 척추, 어깨, 무릎, 팔, 다리 등 어떤 장기나 기관에 대하여 교정, 적출, 제거 수술은 피하라. 수술하면 반드시 후회한다.

우리 몸은 생활습관을 근본으로 올바르게 잡아주면
골격, 장기, 기관은 저절로 좋아지는 자생기능이 있으며
그 기능은 생명이 위태롭거나 다급한 상황에 놓이게 되면
상황을 극복하려는 에너지가 더욱 활성화되는 본성을 갖고 있다
생명체는 살아남기 위해 재생, 성장, 진화 에너지가 작동되어
몸이 살아남기 위한 회복, 재생 기능이 활성도를 높이게 된다
몸의 어떤 기능이나 장기를 하나라도 잘라내거나 적출하게 되면
몸의 자생기능인 면역기능이 저하되어지는 관계로
체력, 기력 저하 현상이 일어나게 되어
건강한 몸을 유지하는 질병 회복기능이 상실되어
생명에너지가 저하되므로, 수술은 열 번 백 번 숙고하여야 한다

어떤 수술도 하지 말라

수술을 하면 반드시 후회한다
꼭 수술하려면 약물로 다스리면서 잘못된 습관만 바꿔주게 되면
잘못된 병은 눈 녹듯이 사라지고 만다
수술을 권하는 의료진은 자신의 몸의 질병에 대해서는
약물, 수술은 웬만해서는 하지 않고
자연치유 또는 저절로 낫는 자생요법을 선호하면서
너무도 쉽게 대증요법(수술)을 끊임없이 횡행하고 있는 것은
안타깝기만 하다

암 수술하지 말라
무려 300여 종의 암이라는 이름표를 달아놓고서
의료계는 대증요법을 앞세워 막무가내로 검사에다
투약에다 결국에는 수술하려고 횡행한다
그러나 어떤 암이든 수술하면 절대 후회한다

대중요법의 약물치료, 수술치료, 방사선 치료를 하고
암이 나은 사례가 없다
대중요법으로 무슨 암이 치료해서 눈에 안 보여서 나았다고 하나
그게 나은 게 아니다
약물 등에 잠시 암이 휴면 상태에 있는 것으로
기력이 떨어져 면역력이 저하되면 반드시 재발하게 되는데
예선에 보다 종양의 범위가 더 확상되거나
다른 부위에도 나타나게 된다

그러면서 결과적으로는 걷잡을 수 없이 몸 전체로 번져나가는데
그때는 감내하기도 쉽지 않고, 근본치료의 기회를 놓치게 된다

암은 근본이 무너져서 뼈에서 시작되어 뼈에서 끝나는 것이며
기혈에너지 약화로 건강한 혈액이 취약한 해당 부위에
공급받지 못해 악성으로 나타난 것이다
근본에너지 흐름을 모르는 의료계는 암이 생겨난 원인보다는
단순하게 종양이 뇌에 있으면 뇌를 치료하고,
폐에 있으면 폐를 치료하고, 대장에 있으면 대장을 치료하는데
나중에 뼈에 나타난 다음에야
치료시기를 놓치고 마는 누를 범하고 있는데
소중한 생명을 단순한 경제적 가치로 활용하는 것은
아주 위험한 발상이다
암은 대중요법으로는 절대 나을 수 없는 생활습관성 질환으로
눈에 보이는 대로 종양을 제거하는 식에는
반드시 무릎을 꿇게 된다

병이 낫는 것은?

의사, 약물, 음식이 병을 없애주지 못한다
몸이 근본으로 돌아오면 몸의 병은 소멸된다
몸을 근본으로 되돌리지 않고 약물, 음식 등이 병을 없애지 못하며
단지 일시적으로 호전될 수는 있어도
몸의 근본이 바뀌지 않으면, 몸 안의 질병의 뿌리가 남아있게 되어
몸의 기력인 면역력이 떨어지면 반드시 나타나서 병이 재발된다

대증요법으로는 병을 없애지는 못하며
일시적인 호전 등의 효과는 얻을 수는 있지만
대증요법은 반복치료에 따른 내성 등으로 증상이 깊어지면서
기력, 자생력이 약화되어지다 보면 병세는 호전보다는
악화되어지는 방향으로 전개되기 쉬우며
약한 기능의 장기나 기관 쪽으로
전이 또는 질병의 범위가 확대되어진다

우리 몸의 근본은 뼈이며
모든 질병은 뼈에서 시작되며
뼈가 근본에서 멀어지다 보면 병세가 확장되며
근본으로 몸이 되돌아와야 질병이 소멸된다

건강에 집중하라

내 몸이 건강한지,
어느 부분이 약한지,
어느 부분이 문제가 있고, 병이 있는지는 의사보다
본인 자신이 먼저 더 정확하게 알고 있다

몸에 대한 관심으로 현명하게 대처하는 자는
병이 없이 인생을 평화롭게 즐기게 되고
여러 가지 이유 등으로 현명치 못한 대응을 하거나
그저 그렇거니 하고 무관심으로 대처하게 되면
먼 훗날 병에게 굴복 당해버린 자신을 한탄스러워할 것이다
삶에서 몸보다 더 소중하고, 건강보다 중요한 것은 세상에 없다

현명한 대응이란 자신의 몸 알아차림을 통하여
사전에 미리 건강에 대하여 만반의 대비를 해서
병 없이 세월에 큰 장애 없이 사는 것이고
우매한 대응이란 무대책으로 아프면 병원에 달려가는 등
남에게 의존하는 대증요법을 선택하게 되면 결과적으로는
병고에 시달려 자신감이 결여된 삶을 살아가게 된다

경제든, 건강이든 삶은 자신만의 꿋꿋한 의지로 빈틈없이 준비하여
개척하는 자만이 누리게 되는 권리이다

누구나 집중을 하면
내 마음에 뭐가 들어 있는지,
내 몸에 뭐는 잘 되어 있고, 뭐는 잘못되어졌는지,
왜 병이 생겨났는지를,
병 치료의 최고 현명한 방법이 뭔지를 알게 되어 있다
그러나 남에게 의지하거나 대중요법을 선택하는 자는
건강에 자신감을 가질 수는 없을 것이다
사업이든, 건강이든 남에게 맡겨서 알아서 관리해 달라면
사업이 망하는 건 당연한 것이고
건강이 좌불안석이 되는 것은 뻔한 이치이다

당신이 대중요법에 의지하거나 선호하고 있다면
건강, 수명에 집착하는 꼴로
소중한 건강과 수명을 남에게 의지하여
남의 손에 매달려 사는 가엾은 자인 것이고

근본을 바탕으로 건강에 집중하여
생활자세부터 바르게 하여주어
소박하게 관리하여 주고 있다면
건강과 수명은 당신의 노력 여하에 따라 세월에 구애받지 않고
몸은 춤을 추고 노랠 부르면서 살게 될 것이다

참고로 자연인은 의료 무진료주의자라
병원에 갈 필요가 전무한 삶을 살아가고 있다

암을 비롯하여 모든 병이 생겨난 것은 자신이다
암에서 해방되는 것도 자신이다
병원, 의사, 약물, 음식물은 당신의 건강에
어느 정도는 도움을 주지만 건강을 책임지거나 보장하지는 않는다
약물, 음식물 등 대중요법에 의존하는 자는
의도되어진 건강관리 시스템에 의해서
당신의 건강은 불량한 방향으로 전개되어질 것이다

인간은 자연으로 순행하면 자연스러워지며
인간이 자연을 역행해서 생겨난 몸의 만성질환인
암, 고혈압, 당뇨, 심장병 등은 우매한 당신의 산물이며
그 산물을 치워야 하는 것도 당신이다

건강은 누가 챙겨주지 않는다
누가 알아서 어떻게 해주겠지라는 우매한 바램을 가지고 있다면
당신의 무관심에서 시작된 암, 만성질환은
당신 곁을 떠나지 않을 것이다

집중은 현명한 대처이고
집착은 우매한 패착이다

면역력이란

면역력이란 몸 안에 병원균이나 독소 등 항원이 공격할 때 이에 저항하여 극복하는 기초능력으로, 면역력이 좋으면 바이러스성 감염, 웬만한 질병에서 자유로우며, 웬만해서는 감기도 잘 걸리지 않으며, 어떤 질병에서도 빠른 회복력을 보이며, 면역력이 좋아야 진정으로 건강한 사람이다.

근본의 면역력
생활습성이 근본으로 다가서면 이완력이 높아
몸이 부드럽고 가벼우며
자생력에 의해 웬만한 질병에도 끄떡없는 체력을 유지
병이 없는 자신의 몸으로 만들어 천수를 다하게 된다

몸을 부드럽게, 피는 맑게, 혈은 왕성하게 하여주는 기관은
골반 속의 환골이며
환골에너지에 의해 생명에너지인 기혈정(氣血精)을 생성
생명력을 유지하게 된다
인간은 기혈정의 에너지 역량에 따라 성장력, 회복력, 진화력

생성(生成) 즉 수명을 가름하게 된다

면역력 활성

몸이 부드러우면 면역력이 활성되고
몸이 경직되면 면역력이 쇠퇴되고
대중요법에 의존하면 면역력이 하강한다
체력이 상승되어야 기력이 좋아지게 되며
체력, 기력 상승되는 식품은 면역력에 도움이 되며
가공식품보다 천연식품이 면역력에 좋으며
과하지 않고 부족함을 가져야 면역력이 활성된다
속 근육 위주의 운동은 몸을 부드럽게 유지하며
겉 근육 위주의 운동은 건강하고는 밀접하지 않다

속 근육이란

우리 몸에는 겉 근육과 속 근육이 있다. 겉 근육은 손, 팔, 어깨, 허리, 허벅지 등 몸에다 힘을 주어, 운동량에 의해서 몸 밖으로 나타나는 체력을 말하며, 힘, 파워, 스피츠 등 몸의 동작에서 운동량으로 체력, 근력, 몸 움직임을 통하여 파워 등을 얻게 되지만, 일정 시간이 지나면 힘이 소모되어 체력이 떨어지고 몸이 지치게 되며, 몸에 지나치게 근육량이 과하거나 부족하게 되면 기본체력에 문제가 발생되기도 한다.

속 근육은 뼈, 장기, 몸의 안쪽에서 자연의 기다림 후에 나타나서 형성되는 근육으로, 몸의 근본인 면역력, 자생력, 이완능력의 고리이다. 주로 힘을 빼고 나서 생겨난 몸의 기초체력으로 몸을 이완시켜 주게 하는 지구력, 몸속과 장기 내의 산소, 혈액순환, 몸 겉의 굳은 근육을 풀어주거나 이완시켜 주는 에너지를 가동시켜 주는 역할을 하게 되며, 몸의 힘을 빼고 나서 생겨난 몸속의 근육이라 힘을 빼고 나서 생겨났기 때문에 지치거나 고갈되지 않으며, 힘을 빼면 뺄수록 에너지는 활성되어 몸은 충전을 하게 된다.

속 근육 강화하는 방법

힘을 빼고 나서의 스트레칭 등의 운동에서 생겨난 근육. 힘을 빼면서 느리게 걷게 되면, 몸속에서 저절로 이완을 얻게 단계 즉 우주가 열려주는 시간대(40분 정도)가 되면 몸속이 신경, 세포, 근육들이 저절로 이완되어져, 속 근육이 탄력을 얻으면서 단련을 하게 된다. 속 근육이 이완되어지는 자연의 움직이는 시간대를 활용해줄수록 기력이 충전되어져 몸 에너지 활성, 비축되어진다. 속 근육은 이완 기능이 있어서 걷기만 하여도 에너지가 저절로 충전되어, 보통 1~2시간 보행을 하여도 몸은 지치지 않으면서 몸이 더 가볍게 된다. 속 근육을 단련될수록 몸은 활력을 얻어 에너지 충천과 동시 기력, 면역력이 상승된다.

의도된 시스템에 따라 빠른 걸음으로 걷게 되면, 자연이 열려지는 시간대와 부합하지 않게 되면, 속 근육이 나타나기 전에 겉 근육이 먼저 작동하게 되어, 겉 근육 위주의 근력의 강화로, 몸의 에너지는 고갈되어 피로도 상승, 체력하강, 활성산소 증가로 혈탁 원인제공 등 몸은 지치고 힘들고 경직도는 높아지게 된다. 겉 근육이 강화될수록 속 근육이 퇴행되는 자연의 상린관계의 구조로, 장시간 산행 시에는 출발지점에서부터 40분 정도는 천천히 걸어주게 되면, 몸 이완도를 높여주게 되어, 보통 1시간이 지난 기점부터는 적당히 빠른 보행을 해줘도 몸이 쉽게 탈나지 않게 되어 가벼운 몸으로 산행길이 수월하다.

속 근육 활성해주면 겉 근육이 퇴화되어 몸은 탄성을 얻게 되어 몸이 부드러워지며, 웬만해서는 지치지 않는 체력을 갖추게 되어 면역기능 활성과 자생력이 상승되어진다. 걷기만 잘하여도 몸이 부드러워져 병원 갈 일이 점차적으로 사라져 버린다.

속 근육의 역할

호흡과 생체 움직임을 통해 산소와 혈액 공급순환, 독소배출, 신체 전체(뼈, 오장육부, 근육, 신경, 피부, 모든 기능)에 성장, 재생, 생성과 이완시켜 주는 기능을, 몸속의 속 근육을 통하여 에너지 전달 기능을 담당한다. (속 근육이 발달될수록 면역력, 생식력, 수명력이 높다)

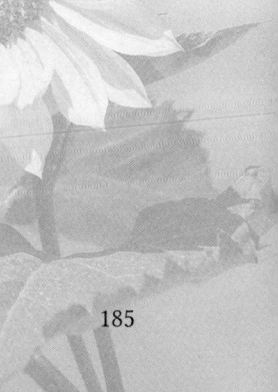

근본은 순리며
질병은 근본에서 종결된다

제7장
만성질환 근본치료

고혈압, 당뇨

스트레스, 과로, 과음, 체력저하 등으로 몸이 경직되거나
피로감, 무력감, 건강진단 등의 의료 진료를 받게 될 경우
증상에 따라 고혈압, 당뇨 등의 수치가 정상보다 높으면
건강에 대한 요주의 진단을 받게 된다
이는 평소의 운동부족, 과식, 스트레스로 인한 질환으로
식사량을 줄이고, 운동량을 높여주고, 휴식 등을 가져주면
몸이 정상으로 회복되어, 거뜬히 반드시 낫게 되어 있다

그러나 근본으로 되돌려주라는 몸의 언어를 무시하고
대중요법에 몸을 맡겨 약물 등에 의지하여 치료하게 되면
점차적으로 약물 내성 등으로 무력감과 병색이 깊어가는 몸은
쌓이는 약봉지에 따라서 혈압수치, 당 수치는 올라갈 것이고
머지않아 기다리고 있는 심혈기관 이상증세에 이어서
심장, 뇌기능 이상증세에 따라 심장수술, 뇌수술, 인슐린 투여 등이
전개되어져 가는 자신을 발견하게 된다

대중요법은 병이 낫는 게 아니라 병세가 심화되어 가는 가중치료로
약물의 약효가 떨어지면서 몸으로 이어지는 경직현상 등으로

몸은 점점 무기력해지고
약물 내성에 따른 약의 강도를 더하게 되며
점차적으로 약물이 안 받는 등 만성질환으로 전개되어
나중에는 질병이 낫는 것하고는 거리가 멀어지는
만성적인 고질병, 대상증후군 등으로 전개되는 과정을 밟게 된다

이러한 질환은 몸의 근본이 무너져서 그러하니 근본으로 되돌려주라는 몸 언어를 바르게 읽고 실천하여 주면 고혈압, 당뇨의 질환은 저절로 사라지는 것은 의료전문가가 아니라도 상식인 것이다. 분명히 몸을 바로잡는 근본으로 되돌아가야 만성질환이 몸에서 사라지는 것이 당연한 것인데도, 지금의 무책임한 행동이 가까운 장래에 무너져 버린 자신의 건강을 한탄하게 된다는 사실이 자명한데도, 몸을 근본으로 돌아가지 않는 자의 부류를 보면, 하나뿐인 몸뚱이가 늘 기적처럼 소생될 것이라는 막연한 기대감과 어떻게 하면 되겠지라는 막연한 기대감을 가지고 있는 우매한 부류의 성격 소유자로, 이런 자의 심리를 분석해보면 자신의 건강마저도 남의 탓으로 돌리는 자들이며, 그에 따른 피해는 누구의 몫이 아닌 자신의 책임인 것이다.

심장, 뇌질환

고질적인 심한 두통, 어지럼증, 가슴압박, 두근거림, 호흡곤란, 구토 등의 증세가 생겼다면, 심혈기관에 고장이 발생하여 건강에 빨간불이 켜진 것으로, 어느 날 갑자기 심혈기관에 문제로 인하여 응급상황이 발생되면, 대개의 사람들은 당황하여, 정황을 바로 바라보지 못하거나 누군가에 휘둘려 급한 결정을 하다 보면 평생 후회할 경우가 생길 수 있으니 무엇보다도 신중한 결정을 하여야 한다.

심혈기관의 이상증세 치료방법에 있어서 무엇보다도 중요한 것은 대중요법으로 대처하는 것은 작은 불씨를 크게 키우는 격이며, 근본요법으로 다가서는 것만이 작은 불씨마저 아주 없애버리고 나서야만 백년건강의 대계의 길로 다가서는 것이다.

심혈기관이 취약하거나 문제가 있게 되면 건강, 장수하고는 거리가 멀어질 여지가 많으므로, 경중을 따지지 말고 최우선하여 심혈을 기울여 신경을 써야 할 것이다. 가족력에 의한 습성이 비슷한 가족의 한 사람이라고 확신된다면, 그 원인과 문제점을 철저하게 분석하여, 원인이 되는 잘못된 습관을 바꾸는 것 등 평생 철저히 관리하여 실천하여 주어 건강에 대한 자신감을 가져야만 할 것이다.

일반적인 경우는 심한 스트레스, 성격결여, 성냄, 증오심, 과로, 과음, 과식, 운동부족 등으로 심한 두통, 호흡곤란 증세가 나타났다면, 이는 심혈기관에 이상증세가 생겨 응급상황이 발생될 가능성을 누구라도 사전에 예견할 수 있는 것으로, 이러한 상황이 전개되었다는 것 자체가 평소 건강에 자만심 가졌거나, 설마 위급한 상황이 자신에게는 피해갈 것이라는 무책임하고도 경솔한 자세인 것으로, 모든 잘못된 결과는 오로지 자신만의 책임이다.

심혈기관에 이상이 생겨 대증치료를 받게 되면 100% 잘못된다. 위급상황이 발생하여 뇌, 심장에 응급조치를 하게 되면 증상 정도에 따라 뇌 혈전 제거라든지, 심폐소생 응급조치는 선행되어야 하는 것이 당연한 수순이겠으나, 응급조치 또는 절대안정 조치를 취해주어 위급한 상황을 벗어난 다음부터는 뇌나 심장에 문제가 아니다.

뇌나 심장에는 어떤 회복기능이 없다. 뇌, 심장의 이상증세의 원인은 뇌, 심장이 아니라, 배꼽 밑의 골반 뼈의 힘으로 다스려야 회복이 되어 완치되는 것으로, 즉 근본치료밖에 없는 것이다. 근본치료만이 뇌기능, 심장기능이 정상적으로 회복되어 신경세포, 근육 등이 재생되고 회복되는 것이다. 심혈기관이 취약하거나 문제의 소지가 있다면, 매사 삼가 조심하여 건강관리를 철저하게 해주면 무탈하지만 무지, 무관심, 무책임의 결과는 당신의 목숨이 경각에 달릴 수도 있게 된다.

건강은 몸을 근본의 방식으로 다스려 관리를 하여야 하는 것이 정석이며, 근본을 경원시하거나 대증요법에 의존하려는 무지의 심리를 갖고 있다면 당신의 심장, 뇌로 인한 문제로 몸의 건강은 풍전등화의 신세가 되어 언제 무너져 버릴지는 운에 맡기는 수밖에 없는 처지에 놓이게 될 것이다. 더구나 대중요법의 약물, 수술, 침술, 물리치료, 기적식품 등 의사가 알아서 고쳐준다는 식의 계산을 하고 있다면 하루아침에 소 잃고 외양간 고치는 격이다.

뇌와 심장은 질병 회복의 기능이 없으며 뇌수술, 심장의 인위적인 기능조치 수술, 혈관보완 확장수술은 몸의 자생기능을 저급한 수준으로 아주 망가트리는 것이다. 근본요법인 검소한 생활과 꾸준한 운동요법만이 아프기 전 상태로 회복시켜 주게 되어, 당신은 심장과 뇌질환에서 자유롭겠지만, 그 외에는 방법이 없다. 심장, 뇌질환의 근본은 뼈이며, 골반을 위시한 환골 부위에서 회복해주어야만 심장과 뇌의 근육, 신경, 세포 기능이 정상으로 재생, 회복된다. 평소에 뼈를 잘 다스려 건강하게만 관리하여 준다면 당신의 심장과 뇌는 매우 안전하며, 몸의 어떤 장애도 극복할 수 있는 자신감을 갖게 된다.

대장, 위장 질환

잘 먹으면서 건강을 지키는 방법은 없다
그렇다고 따지지 않고 소식하는 것은 현실적으로 옳지 않으며
조금 부족한 듯 절식*하는 것이 건강에 으뜸이다

대장은 몸의 지배적인 면역기관으로
과하게 먹으면 탈나고 몸은 썩게 되므로
부족한 듯 절식하여 몸을 신선하게 유지하여 준다면
대장질환에서 자유롭고 건강에 자신감을 갖게 된다

절식이란 골고루 먹는, 탐식이 아닌
땡기는 음식을 지나치지 않게 소박하게 먹는 것이다
어쩌다 모임이 있어 과식하게 되면
다음날 한 끼 정도는 건너뛰기도 하여야
몸과 음식과의 알아차림을 통하여 다스려 나가게 된다

양보다는 질 위주의 영양식
육식은 적당히, 채식은 넉넉히, 찬 종류는 소박하게
위장의 7~8할 정도 부족하지도 넉넉히지도 않게 섭취하면 좋다

그리하면 음식으로 탈나거나 소화장애를 받지 않고 순항하게 된다

많이 먹으면서 소화제 먹는 것은 우매한 것이고

적당히 기분 좋게 부족한 듯

한 끼니 정도는 건널 줄 아는 게 절식이다

모든 병의 근본은 뼈이며

뼈에 좋은 음식과 가벼운 보행*은 필수이다

註)
* '절식편' 참고(123페이지)
* '보행편' 참고(93페이지)

척추, 어깨, 무릎 관절질환

반듯하지 못한 생활자세, 과로, 스트레스, 연령에 따라 경직현상 등으로 몸이 틀어지게 되면 골반, 척추, 어깨, 무릎, 팔다리, 고관절, 손목 등 결리거나 저리고, 통증 등 경고음이 생기게 된다. 이때 몸의 언어를 잘 알아차리고, 통증이 있는 부분을 무리하지 않고 조심하게 다루면서 통증이 생겨난 부분의 자세를 곧바르게 잡아주면서 적당한 휴식을 주게 되면 대부분 서서히 가볍게 낫는다.

통증이 발생되어 아픈 부위를 살살 반성하듯 다루면서 하루, 이틀 지내다 보면 아픈 부위가 대부분 없어지지만, 그래도 낫지 않으면 일주일, 보름 정도 살살 반듯하게 일상으로 가볍게 틀 듯 잡아주다 보면 대부분 낫는다. 그래도 낫지 않는다 싶으면 살살 가볍게 다루면서 한두 달 무리하지 않고 조심히 지내다 보면 어느새 아팠냐는 듯 사라지고 만다. 통증이 생기는 부위를 살살 어루만지듯 다루면서 아픈 부위를 관찰하는 것은 자신의 잘못된 습관이 무엇인지를 깨닫게 되는 과정이자, 알아차림이다.

만약 몸의 언어를 무시하거나 경솔하게 대응하여 약물, 주사, 물리치료 등으로 쉽게 해결하려 하면, 통증원인이 약물 등에 감각이 마비되어 버리면, 가볍게 나아 없어져야 할 증상이 엉뚱한 방향으로 전개돼 버려, 만성고질병으로 전환돼 버릴 수도 있다. 대중요법, 대체요법, 침·뜸 물리치료, 약물 등에 의존하다 보면 약성 등에 마취되어 아파서 통증이 생겨난 부위에 대한 잘못된 원인을 알아차리지도 못하고, 비뚤어져서 생겨난 몸의 그릇된 자세를 바르게 잡아줄 수 있는 기회를 놓치게 되어, 약성에 둔감해져 버린 몸은 점점 틀어지고, 나중에는 걷잡을 방법이 없는 만성질환으로 전개되어 평생 괴로움을 당하거나 무릎을 꿇게 된다.

허리디스크, 목디스크, 척추협착증, 허리측만증, 척추전후방전위증, 어깨, 팔목, 손목, 골반, 무릎, 발목·발가락의 통증은 본인의 생활습관이나 생활자세의 결여에서 오는 것이 대부분이며, 컨디션, 연령에 따라 오는 노화, 퇴화의 삐거덕거리는 현상의 이상증세가 생길 때마다 살살 다루게 되면, 뼈나 관절 등으로 평생 대중요법의 별다른 의료 신세를 안 지고도 건강한 삶을 살아갈 수가 있다.

대중요법으로 악성화로 변질되어 버린 만성척추디스크, 협착증이라도 근본치료 요법(환골)로 되돌리면, 퇴행되어진 뼈, 연골, 신경, 세포 등이 재생되어 아프기 전의 원상태로 회복 완치되어 그러한 증상 모두가 사라져 버린다. 몸이 근본에 이르는 방법에 충실하게 되면 세월과 연령에 관계없이 뼈, 관절, 연골, 신경, 세포 등이 재생이 되어, 원래대로 되돌아가게 된다.

허리, 어깨, 무릎, 관절 등의 근본요법은 아프면 약을 먹지 말고 살살 다루고 휴식을 가져주면 낫는다. 허리가 끊어질 것 같은 통증이 생겨도 약을 먹거나 수술하지 말고 살살 다루면 반드시 낫는다. 통증의 기간이 길어도, 몸을 움직일 수 없어 꼼짝달싹 못한다 하여도 살살 다루면 반드시 낫는다. 허리, 어깨, 무릎의 근본(기초)은 골반으로 통증의 원인은 골반이 틀어져서 생겨난 것으로, 생활습관을 바르게 잡아주면 쉽게 낫는 것인데, 극심한 통증에 못 이겨 수술하거나, 귀가 얇아 수술하였을 경우는 100% 후회하며, 수술 후에는 회복통증은 근본치료의 회복통보다 더 심하며, 수술로 기울어져 버린 몸의 균형으로 인한 비틀어진 몸으로부터 찾아오는 고통은 평생 감수해야만 된다.

註)
허리, 어깨, 무릎, 손·발목, 관절질환은
대부분이 바르지 못한 생활자세에서 시작되어 골반이 틀어져서
몸의 전체가 삐뚤어진 질환으로
근본에 다다르면 골반이 정렬되어 회복된다
근본에 이르면 자연의 무한에너지가 흐른다

허리디스크, 협착증은 근신하면 반드시 낫는데
참아내기 못하고 수술하면 근본(골반이 기울어짐)이 무너져서
반드시 후회한다
허리디스크, 협착증이 대중치료, 대체치료를
장기간 치료해도 낫지 않는 중증의 환자일 경우
통증 증세가 심해지면 대개가
병원행 하여 수술 등을 선택하게 되는데 이는 바보의 짓이다

중증 증세인 경우 심할 경우는
자신의 양말도 신지 못할 정도로 숨쉬기조차

버거워도 그냥 참고 이겨내면 반드시 낫는다
자신의 양말조차 신지도 못하고, 숨쉬기 곤란할 때는
허리, 척추 등의 근육, 세포, 신경들이 하나하나가
살아남기 위해서 움직이는 생명작용
즉 환골탈태 현상을 마치고 나야
근육, 신경, 세포, 뼈가 재생되어지는 근본현상이니
환자는 참고 기다리고 인내를 하면 잘못되지 않고 반드시 낫는다
(이때는 모든 사람들이 잘못되는 줄 아는데, 아파야만 낫게 되는
자연 근본에너지 작위에 의해서 반드시 재생 회복되어진다)

정신질환

우리 몸은 환경이나 생활습관 등의 결여에서 찾아오는 기혈작용의 장애로 인하여 심리적인 불안정 등 불면증, 우울증, 조현병, 공항장애증, 자폐증, 뇌전증, 정신병, 간질병, 몽유병 등이 생겨나게 된다. 심리적이거나 정신적인 질환은 몸의 중심부인 가슴에 맺혀 있는 응어리인 한(恨)이나 증오심, 원망 등 애증이 쌓이게 되면 중심부 가슴에 응어리가 생겨나 몸의 상하 기혈이 차단되어 중추신경계, 대뇌, 중뇌, 소뇌에 영향을 주어 정신적인 질환의 시발점으로 심리적인 불안감, 우울증 등이 찾아오게 된다.

몸의 각종 암, 심장질환, 뇌질환, 폐질환 등 난치성 만성질환, 정신질환은 몸의 중심부인 중단이 막혀 건강한 기혈 공급이 차단되어 생겨난 질환으로, 기혈 공급이 차단되면 몸은 산소와 건강한 혈액을 공급받지 못하게 되어 몸의 약한 기관, 장기부터 경색현상이 발생하여 고장과 장애를 일으켜 염증, 통증 등을 유발하면서 몸의 언어를 보내게 된다.

정신질환이 생겨난 두뇌 부분이나, 몸의 전체에 생겨난 질환을 낫게 하여주는 기능은 골반 뼈에 있으며, 더구나 해당 흰부 부위의 치료방식인 대중치료나 대체치료 방법으로 질병완치보다는 증상완화나 증상이 악화되는 방향으로 전개되기도 하지만, 예외 없이 모든 질병은 근본에 이르는 방법의 치료방법을 선택하게 되면 쉽게 완치되어 소멸되어 버린다.

근본치료 요법

몸의 힘을 빼고 느리게 1시간 정도 걷기(반드시 흙길을 걸어야 한다)
몸의 힘을 빼고 배의 힘으로 가볍게 노래 부르기
몸을 따뜻하게 유지하여 혈행을 도와주기

가슴 응어리 풀기, 스트레스 해소, 긍정적인 사고, 용서, 절식, 배려, 봉사하기, 취미생활, 음악감상, 사랑하기, 여행하기, 족욕, 휴식, 스포츠 경기관람, 동물 애호하기, 작품감상, 숙면, 시골생활 등

註)
우울증, 조현병 등 정신질환은 약물치료를 하게 되면 낫는 것보다 악화되는 방향으로 전개되기 쉬우니 몸의 기력을 회복하여 주는 자연치료를 선택하게 되면 몸이 부드러워져 서서히 회복하게 된다

중단의 기혈 차단은 환골에너지의
부드러움에 의해서, 이완에 의해서 해소된다

신장질환

스트레스, 과로, 기력손실 등 무리하게 되면
피로감, 무력감 등 증세가 나타나는데
이는 몸을 며칠 쉬어주라는 몸의 언어이다

이때는 긴장해소, 숙면, 휴식, 여행, 절제된 방사,
스트레칭 이완 위주의 운동 등으로
몸에게 휴식을 부여하면 대부분 회복이 된다
몸의 언어를 무시하고 약물 위주의 대중요법을 선호하게 되면
처음에는 피로감, 무력감 등 가벼운 증상에 따른
약 한 봉지에서 출발한 경미한 증상이 고질병을 키워내어
결국에는 신장투석, 신장이식 등 불치병으로 전개하게 된다

병은 근본의 부드러움에 이르러야
자연 회복 즉 완치되어 몸에서 벗어난다

모든 병의 근본은 뼈이며
뼈의 근본에 다가서려면 바른 자세, 소박한 십생,
긍정적인 사고 등 부드러움에 의해서 병을 다스리게 된다

註)
신장, 고환, 폐, 뼈와 연계되어 있어서
몸이 과하면 반드시 탈나며, 건전한 생활습관과 소박한 관리뿐이다

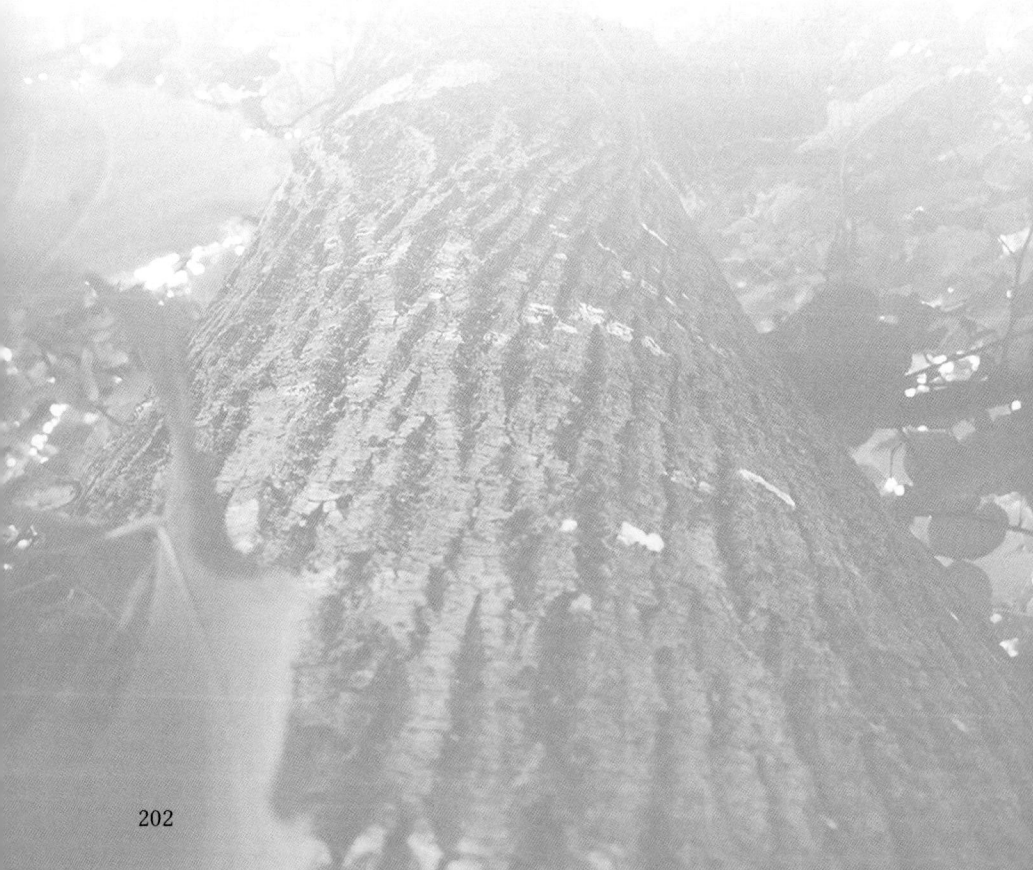

치매

강물이 흘러가는 강가에도 이끼가 끼듯
인간이 살아가는 과정에는 몸의 구석구석마다
이끼가 끼듯 막혀서 경직 증상이 만들어지게 되며
몸의 약한 기관과 장기에는 두드러지게 경직 증상이 나타난다

뇌 부분의 경색을 치매라 하며
의료계는 뇌 부분을 건드리면 크게 잘못되는 걸 아는지
치매 증상으로는 뇌 부분을 뚫거나 수술 등은 하지 않고
약물 등을 투입하여 뇌 이완을 돕거나
완화되는 방법으로 치료하는데
뇌경색에 따른 대증치료나, 대체방법의 치매치료를 하여도
뇌경색을 억제하거나 완화되는 방법을 얻질 못한다
치매환자에게 약물 등의 투여는
뇌경색의 촉진을 돕는 치료요법으로 약물 내성에 따라
몸과 뇌가 더 빠른 경색을 불러들이게 되는 치료법이다

몸의 중심부에서 배꼽 기준 위쪽 방향에는
병을 낫게 하는 기관이 없으며

더구나 뇌에는 뇌를 이완화시켜 주는 기능이 없다
경색된 뇌를 이완하여 주는 기관은 골반 속 환골이다
환골에너지에 의한 기력이 회복되면서 뇌의 이완을 도와
뇌혈관 신경, 세포를 재활, 재생, 회복시켜 준다
그 외에 방법은 없다
환골을 인위적으로 이완하여 주는 방법은 전무하다

치매의 원인은
몸의 경직도가 높을수록 치매에 걸릴 확률이 높으며
몸의 이완력이 좋은 사람은 치매에 걸리지 않는다

과민한 성격으로 마음을 내려놓지 못하는 자
신경질적인 성격, 스트레스 누적, 운동부족, 과로 누적
뼈가 빈약하여 뇌의 구조가 취약한 체형
뼈가 약하여 골반의 뼈가 허약한 체형
대증요법, 약물을 선호한 자는 치매에 걸릴 확률이 높으며
자생력 위주의 근본치유를 선호하면 치매에서 자유롭다

평생 치매에 걸리지 않는 방법
몸의 이완과 기혈을 왕성하게 만드는 근본생활을 하거나
몸을 항상 부드럽게 하여주면 평생 치매에서 자유롭다

⑴ 힘 빼고 느리게 천천히 걸어라 (매일 1시간 정도)
⑵ 몸의 이완을 돕는 스트레칭 위주의 운동법 (근육질은 삼가)
⑶ 몸의 이완을 돕는 절식(부족한 듯)을 해라
⑷ 몸의 이완을 돕는 긍정적인 사고, 용서, 배려, 봉사
⑸ 몸의 이완을 돕는 바른 자세 유지하기
⑹ 대중요법보다는 자연요법 선호하기

이완능력을 높여주면
치매는 생기지 않는다 ~자연인~

모든 병이 사라지다

몸의 병은 하나이며, 급소도 하나이다
몸의 주인공인 환골만 너그러워지면* 만병이 사라진다

 병에 대한 종류는 의학계에서 구분하여 놓은 이름표에 지나지 않으며 뇌종양, 백혈병, 혈액암, 췌장암, 난소암, 폐암 등 모든 종류의 암, 고혈압, 당뇨, 심장질환, 뇌질환, 간질환, 위장질환, 신장질환, 대장질환, 피부병, 혈액병, 척추질환, 파킨슨병, 무릎질환, 관절염, 고지혈증, 대상포진, 불임, 대사증후군, 만성피로증후군 등 인간의 몸 안팎의 모든 병이나 만성질환은 질병이 아니며, 단지 근본에서 벗어난 생활습관의 결여에서 찾아오는 몸의 이상증세를 대증요법의 약물 등에 의존하다 보면 결과적으로는 완치가 불가능한 만성질환 또는 불치병으로 구분되어지지만, 자연계의 순리에서 바라보면 불치병은 처음부터 존재하지 않으며, 근본을 벗어나서 생겨난 질환은 몸이 근본으로 되돌아오면 저절로 소멸되어 버린다.

 그러나 순리방법인 근본치료는 외면하고 대중요법인 약물, 수술, 방사선, 대체요법 등 환부 위주로 치료하면 대부분 낫지 않게 되며, 설령 의료치료 등으로 잠시 호전되었다고 해도 기력이 떨어지게 되면 반드시 재발하게 되며, 근본치료를 외면하고 대중요법 치료를 계속하였을 경우 가벼웠던 질환이라도 점차적으로 만성적인 고질화로 전개되어지며, 의학계의 한계성 미봉책에 따라 불치병으로 분류되어지다가 생을 마치게 된다.

질병이 몸에서 완전히 소멸되어지는 근본요법은, 오직 환자 자신의 몸이 근본으로 되돌아와야 병마에서 해방된다. 대중요법 치료로 인한 만성질환자라 할지라도 근본요법으로 접근하게 되면, 환자 자신이 "아! 이래서 병이 낫는구나"를 몸으로 통감하여 알아차리면서 병마에서 벗어나게 된다. 몸이 근본에 다가서는 것 말고는 세상의 질병이 소멸되는 방법은 없다.

환자 자신이 대중요법을 계속 진행할 경우 몸의 질병이 호전되는 것이 아니라, 몸이 절차적으로 괴멸되는 단계로 진입하게 되는 것으로 약물, 수술, 대체치료를 계속할 경우 면역력 감소에 따른 회복력이 말살되어 생을 마치게 된다. 모든 병은 환자 자신의 자생력으로 근본에 이르고 나서, 몸이 부드러워져야 질병에서 벗어나게 되어 있으며, 대중요법은 환자가 병을 이겨낼 수 있는 면역력, 자생력을 말살시켜 버리는 의료행위인 것이다.

모든 병은 환자가 무조건 잘 먹고, 잘 자고, 잘 싸야 한다
이것은 만병의 근본치료 요법이며
질병치료 방법이 먹는 깃을 제약받고, 숙면에 장애받고
소화흡수, 배설기능이 원만하지 못하게 진행되거나

기력을 떨어뜨리는 치료법은 올바른 방법이 아니다
에너지가 좋아지면 건강하며, 에너지가 무너져서 생겨난 질병에
에너지를 무너뜨리는 의료행위는 정당화될 수가 없다
환자는 음식을 가리지 말고 본인이 먹고 싶은 음식을
적당히 잘 먹어야 소화흡수가 잘 되어
기력이 상승되어 에너지가 활성된다
에너지가 살아나면 질병이 사라지며
에너지가 무너지면 질병이 창궐하는 게 이치이다

환자 자신이 내키지 않거나 땡기지 않는 음식은 먹지 않는 게 좋다
땡기지 않는 음식은 유익하지 않기 때문에
몸에서 원치 않는 것이며
땡기는 음식은 몸에서 필요해서 요구하는 것이다
음식을 골고루 먹어야 몸에 좋다거나
이러한 음식을 먹으면 어떤 병이 치료된다는 것과
질병에 따라 어떤 음식은 먹으면 안 된다는 식의 처방은
근본을 모르는 우매한 행위이다
대중요법의 고혈압, 당뇨병, 신장병 환자가 약을 처방하는 것은
병이 호전되는 것이 아니라
고질적인 만성질환으로 인도하는 행위이다

몸에 나타난 증세는 몸을 잘못 사용한 것에 대한 몸의 언어로
피로감, 무력감, 통증 등이 오는데 몸의 언어를 잘 읽고
덜 먹고 휴식을 취하여 주면 몸의 질병은 대부분 낫게 되어 있다

몸의 통증 등 진의를 외면하는 대중요법을 선호하는 자는
소중한 자신의 몸을 남에게 의지하여 알아서 적당히
어떻게든 해달라는 우매한 행동이다
귀를 밝혀 몸의 언어를 잘 읽고 겸허하게 대처하면
만병에서 자유롭지만, 우매한 자는 평생 병마에 시달려 살게 된다

몸의 모든 병은 근본으로 되돌아가야 회복이 된다
자연이 존재하는 근본으로 다가서게 되면 만병이 소멸되며
몸의 근본인 환골에너지에 의해 만병이 사라지게 된다

註)
* **몸의 너그러움** : 환골이 따뜻하여 부드럽다
  환자의 편협한 습관이 경직된 몸을 만들게 되며
  몸을 경직화하는 것은 만병을 만드는 것이다
  약물은 경색을 만들고 기혈 순환장애를 만든다

고지혈증 해결방법

 피가 탁하고 맑지 않다 하여 질병으로 분류하고 음식이나 대증요법으로 해결하려 한다면 결과적으로 회복과는 거리가 멀어지게 되어, 그다지 적절치 못한 치료방법이다. 대증치료가 진행되다 보면 점차적으로 기력이 약해져서 무력감 등 피로도가 높아지고 피가 탁해지는 것은 당연하며, 그런 연유로 몸의 여기저기 뭉치고 결리고 염증 등이 생긴다 하여 음식이나 약물 등으로 피를 맑게 하려는 발상은 적절치 못하다.

 평소의 생활습관의 불균형, 스트레스, 운동부족, 과로, 과식, 신경질 환자, 대증요법 선호자, 과다 약물복용, 만성질환자 등의 경우 당연히 기력저하에 따라 혈이 탁하고 혈행이 원활치 못하다 하여 음식, 약물로 피를 맑게 한다는 발상은 피가 탁한 원인과는 동떨어진 의도로, 질병으로 분류해놓고 이익을 얻어내려는 수단에 불과한 것이다.

 음식이나, 약물 등으로 피를 맑게 한다 한들 몸의 근본구조에서 순환장애를 만들어내고 있다면 그 효과는 한계에 봉착하게 될 것이며, 오히려 혈액개선 치료 이전보다 혈류가 탁해져 버리게 되는 것은 자명한 것으로, 피가 탁하다 하여 피를 맑게 해주면 된다는 식의 의도 처방을 하고 난 다음에 찾아오는 결과는 엉뚱한 방향으로 전개되고 만다.

혈액은 생명에너지원이다

혈액이 탁하다는 것은 생명체의 근간이 흔들리게 되는 것으로 뼈가 맥을 못 추기 때문에 기혈이 원활치 못하게 되어, 피로감을 필두로 만병에서 자유롭지 못하는 것으로, 몸의 근본이 뒤틀린 것이다. 근본을 바로 하여주면 음식이나, 약물에 관계없이 기통이 자연스럽게 이뤄지고 이완되면서 피가 맑아지고 혈행이 활성되어 몸은 가볍게 된다. 이때 기통되면서 혈액이 맑아지고 순환되어지는 자연의 기다림의 시간대는 40분 정도이다.

즉 생활자세만 바르게 하여주면 즉시 피가 맑아지고 질병이 사라지게 되는 자생의 구조를 가졌으며, 근본에는 생명체가 활성을 이끌어내는 생명에너지가 자연의 몸 안에 면면히 흐르고 있으며, 그러한 기운만 얻으며 건강장생 체제의 몸을 갖추게 된다.

피가 탁하다 하여 약물에 의존하는 것은 그릇된 탁상이며 음식요법은 고기류를 덜 먹고 채소류, 건강식품 등으로 대체하면 일시적으로는 피가 깨끗해진다는 것은 누구나 아는 상식이다. 몸을 평생 써야 하는 것에 대한 가성비가 볼품없는 처방이며, 그리한 방식이 평생 몸이 가볍고 왕성한 혈행이 보장되지 않는 단발성 액션이 아닐까 한다. 바르지 못한 생활자세, 스트레스, 운동부족, 과로, 과식, 성냄 등으로 근본이 무너지면 음식에 관계없이 혈액이 탁해지고 기혈장애를 받게 되며, 몸 컨디션부터 무너지게 되면서 질병에서 자유롭지 못하게 된다.

우리 몸은 피를 만드는 곳이 딱 한 군데 있다. 그곳이 활성화되면, 건강하고 맑은 피를 만들어낸다. 음식, 운동, 식품, 의약품이 아닌 혈을 관장하는 곳의 에너지에 의해 피를 생산하고, 피를 뼈속, 뇌, 심장, 손가락 끝의 말초신경 끝까지 전달해주곤 하는데, 그 에너지원은 뼈의 힘 즉 기력(氣力)이다. 음식, 식품은 피가 개선되는 데 보조역할을 하게 되는 것이며, 음식과 무관하게 기력만 좋아지면 혈행이 왕성하며 기운차다.

기력을 왕성하게 하는 행위는 바른 자세, 산책, 유산소 운동, 복식호흡, 따뜻한 음식, 산나물, 절식, 스트레칭, 긍정적인 사고, 칭찬, 웃음, 음악생활 등이며, 기력을 돋우는 음식물은 냉이, 달래, 꼬들빼기, 머위, 씀바귀, 녹색 야채, 멸치, 양파, 부추, 포항초 시금치 등이며, 기력을 떨어뜨리는 행위는 삐뚤어진 자세, 과식, 과로, 과도한 육식, 과도한 영양식, 스트레스, 운동부족, 부정적인 사고 등이다.

골반이 건강해야 맑은 혈액을 우리 몸 전체로 순환과 활력을 주어 정력, 기력이 왕성하며, 골반이 빈약하면 체력, 정력, 기력이 약하다. 우리 몸은 뼈가 건강해야만 기력이 좋아지고, 피가 맑아지며 활기차다.

註)
몸의 근간은 골격이다
골격이 바르지 못하면 음식으로 인한 영향은 미미하며
골격이 바르고 건강하면 음식에 관계없이 혈행이 왕성하게 된다

혈은 에너지원으로 개개인의 체격, 기호, 역량에 따라
에너지가 천차만별인데 일률적으로 기준을 정하는 것은 옳지 않다

만성질환(기저질환)

심장질환, 뇌경색, 치매, 고혈압, 당뇨병, 만성폐질환, 모든 암, 만성간질환, 만성신장질환 등 의료계에서 치료해도 절대로 낫지 않는 모든 난치병의 시초는 피로감, 소화장애, 무기력, 권태감, 단순 감기 등에서 시작된다. 몸에서 며칠 휴식을 취해달라는 몸의 언어인데, 이를 무시하거나 잘 알아듣지 못하여 대중요법 등으로 쉽게 해결해 보려는 경솔한 행위가 결과적으로는 불치병으로 전개되어 버린다.

누구나 처음에는 감기몸살, 피로감, 무기력 등 가벼운 증상이 찾아왔을 때 며칠 쉬어주면 낫게 되어 있는 근본치료를 무시하고 약물, 음식 등 대중요법으로 해결하려 한다면, 자그마한 피로감에서 시작된 가벼운 질환이 중증, 만성병, 암 등 불치병으로 전개되어 버리는데, 그래도 원천적인 해결방법은 자연으로 접근하는 근본치료 방법 외엔 해결방법이 없다.

몸은 생활환경이나 일상생활에서 과식, 과로, 스트레스, 운동부족 등에서 피로감, 무력감 등이 성장기가 지나면 누구나 찾아온다. 인간의 몸은 자연으로 근본에 다가선 이완 위주의 운동, 부족한 식사량을 지켜주면서 쉬엄쉬엄 규칙적으로 유산소 운동 걷기 등을 해주면 몸은 이완력이 향상되어, 연령에 크게 좌우되지 않고 몸은 항상 가볍고 쉽게 탈나지 않으며, 몸에는 웬만한 병도 생기지 않는다.

또한 일상생활에서 찾아오는 감기, 피로감 정도의 가벼운 질병을 자신의 몸으로 극복하여 이겨내지 않고, 몸종 부리듯 대증요법에만 의존하다 보면 작은 불씨가 큰불이 되듯이 나중에는 걷잡을 수 없는 난치병으로 전개되어 생명이 경각에 매달릴 수가 있게 되겠지만, 그렇더라도 반드시 근본으로 되돌려야만 질병은 사라지는 것이 자연의 순리이며, 모든 질환은 근본으로 되돌리는 자생력을 키워주는 몸을 만들어 건강을 유지하는 방법 외엔 없다.

만성피로증후군, 고혈압, 당뇨, 간질환, 위장병, 치매, 동맥경화, 고지혈, 중풍, 디스크, 협착증, 척추전후방전위증, 방광염, 췌장염, 중이염, 기관지염, 백내장, 녹내장, 자궁근종, 불임 등 만성적인 질환은 근본을 벗어날수록 몸은 차고 피가 탁하여 혈행이 원활치 못하거나, 기력이 쇠진하여 무기력하게 되며, 무력감은 만병의 시작이다. 몸이 근본으로 되돌아오면 대부분의 질환은 3개월, 오래된 척추질환, 간질환, 만성피부병은 6개월 정도 시일이 지나면 몸에서 완치되어 몸은 정상적으로 돌아오게 된다.

근본치료는 몸의 병이 낫는지를 알아차리면서 낫게 된다. 근본으로 다가설수록 몸이 따뜻해지고 혈행이 왕성해지고 몸이 가벼워지면서 몸의 질병이 사라진다. 만성화로 진행되어 버린 질병은 어떤 대중요법의 약물이나 수술 치료를 해도 낫지 않으며, 대중요법으로 진행할수록 고질병으로 전개되어 버린다. 근본으로 돌아오면 만성질환은 저절로 소멸되어 사라진다. 모든 병의 근본은 뼈이다.

급성, 응급질환

과로, 과식, 과음, 스트레스, 운동부족, 약물의존을 하는 등 평소 건강에 대해 무대책, 또는 대중요법 등에 의지할 경우 몸이 탈나거나 위급한 상황이 발생하여 생명이 경각을 다투게 되는 경우를 만나는데, 이러한 위급한 상황이 발생되는 것은 시각의 차이뿐 대부분의 사람들은 현실로 바로 직면하게 된다. 이러한 상황이 발생된 것은 재수 탓이거나 누구의 탓도 아닌 자신의 무책임한 건강관리에서 반드시 찾아오는 사후약방문 찾는 격이다.

몸은 거짓말하지 않는다. 몸이 원하는 근본의 건강관리를 철저하게 하여주는 자는 연령에 관계없이 가벼운 몸을 유지하여 질병이 다가서질 않아 건강한 삶을 유지하게 되지만, 평소 건강관리에 등한시하였거나 소중한 몸을 대중요법 등에 의존하여, 내 건강은 돈줄이 어떻게 해주겠지라는 자세라면, 당신의 생명은 풍전등화와도 같은 것은 당연한 것이다.

인생은 준비한 대로 펼쳐져 간다. 평소에 부지런히 농사를 지었으면 곡간이 넉넉힐 것이고, 평소에 선상관리에 철저하였다면 급하게 병원 찾을 일은 없다. 심장, 뇌, 폐, 간, 대장 등에 응급조치하여 위급한 불은 껐다 해도, 대체품이 없는 당신의 몸은 내다 버리고 새 몸으로 교환할 수는 없으며, 이미 고장 난 몸뚱이는 돈으로 사올 수도 없다. 고장 난 몸뚱이는 돈으로 바꿀 수도 없으며, 몸의 질병은 대증요법으로 어찌해 보려고 할수록 망가져서 쓸모가 없어져 버린다. 현대의학에서 신약, 새로운 장생체제 구축실현 등은 탐욕에 박수를 보내주는 부질없는 발상이다.

우주자연은 돈으로 살 수 없으며, 우주자연인 당신의 몸도 돈으로 살 수가 없다. 만점의 건강은 당신의 두 다리와 두 팔을 자연에다 바탕을 둔 건강관리만이 당신을 지켜줄 것이다.

자연의 근본에 다가선 생활습관을 가져줄수록, 당신의 몸은 자연의 선물로 흔들리지 않는 건강으로 다져지게 된다. 근본요법은 바른 자세로 생활하기, 소박한 식사와 부드러운 몸을 만들어주는 이완 위주의 운동요법이다.

부드러움에는 적이 없으며
부드러움보다 더한 것은 없다

몸이 부드러우면 연령에 관계없이
　병원에 갈 일이 없어진다 ~자연인~

불치병은 없다

불치병은 존재하지 않는다
단지 의학계는 해결방법을 모를 뿐이며
치료방법을 역리(逆理)에서 찾으려 하기 때문에
대중요법으로 급성질환 외는 치료해도 낫지 않으며
부작용에 따른 피해는 고스란히 환자만 당하게 된다

근본에는 질병이 존재하지 않는다
자연은 태어남이 있으면 죽음이 있고
질병이 생겨난 것은 근본을 이탈하여 생긴 증상이며
질병이 사라지는 기점은 근본으로 되돌아가야만 한다
근본으로 돌아가지 않는 한 질병에서 벗어나질 못하며
근본으로 다가선 만큼 질병에서 회복된다

자연요법은 순리(順理)의 방법이며
순리는 우주가 존재하게 되는 근간이다
몸(우주)이 원하는 방법의 근본요법으로
근본에 다다르면 자연에너지에 의해
몸이 생(生)히여 질병이 소멸되고

끝끝내 근본으로 다가서지 못하면 몸이 사멸(死滅)로
근본에 이른다

순리는 억겁의 세월에서도 한 치의 오차가 없으며
이기지 않으려는 부드러움은 적수가 존재하지 않으며
부드러움의 극치인 근본에서 모든 질병이 소멸되고 만다

대증요법의 약물, 수술 등은 병을 다스릴 수 없으며
대증요법은 질병치료가 완치되기보다는 처방에 따라
약물 내성으로 고질화로 진행되는 수순을 밟게 된다

땅속의 물이 나뭇가지 위로 끌어올리는 에너지에 의해서
이기지 않으려 하는 자연에너지의 부드러움에 의해서
바위같이 단단한 암이든, 모든 질병이 소멸된다
모든 고통은 순리로 가야만 해결되며
모든 병 또한 근본으로 가면 소멸되고 만다

註)
우주근본에는 절대치의 무한에너지가 존재한다
몸이 근본에 이르면 에너지가 재생, 회생, 진화, 생성을 이루게 된다

암은 순리에서는 존재하지 않으며
몸의 역리에서만 생겨난 질병이다
근본으로 되돌리면 암은 소멸된다

제8장

암 근본치유

암은 근본으로 되돌리지 않으면 낫지 않는다

누구나 암 선고를 받으면 하늘이 무너져 버린다. 암 선고 자체가 시한부 인생이란 주홍글씨에 해당되는 관계로 순간의 당혹감에서 불안, 초조, 자괴감, 하늘에 원망을 갖게 되는 것은 한 번뿐인 삶에서 원없이 살아보고 싶어 하는 나약한 인간의 처절하고 간절한 절규이기도 하다.

암은 누구의 책임도 아닌 바로 자신의 책임인 것이며, 자신의 삶에서 환경과 습관 등에서 근본을 벗어난 생활에서 얻게 되는 질환으로, 단 하나의 해결방법은 그러한 질환이 몸에 생겨나게 만들어진 잘못된 과거의 습성을 버리고, 자신의 몸이 근본으로 되돌아와야만 암에서 벗어나게 되는 일종의 천형*이자 습관 결여의 산물이다.

혹여, 천형을 몸으로 행하여 근본으로 되돌리지 않고, 마음이나 물질로 의도를 꾸미게 되면 그에 따른 천형의 대가는 가혹하리만큼 냉혹하다. 암은 분명코 근본으로 몸이 되돌아와야 그 사슬에서 벗어나며, 대중요법이나, 돈으로 의도하게 되면 천형은 피할 도리가 없게 된다.

　암은 근본을 벗어난 행위에서 근본에너지의 결여로 인하여, 기혈 순환장애가 쌓이게 되면 몸의 경직이 누적되어 생겨난 악성질환으로, 해결방법은 절대경직을 풀어낼 수 있는 절대이완에너지의 영향이 미치게 되는 근본에 이르는 부드러운 몸을 만들어내지 않으면 불가하다. 더구나 대중요법이나 대체요법의 치료는 근본에너지를 말살시키는 치료요법으로는 몸이 근본으로 되돌아갈 수가 없다.

　자연(몸)은 근본에너지를 얻어야 소생되고
　근본에너지에 의해서 회생, 재생, 성장, 진화를 이루게 된다
　근본에는 절대치의 무한자연에너지가 존재하며
　근본에는 몸과 마음의 병이 존재하지 않는다

　註)
　* 천형 : 삶의 과오를 몸으로 실천하여 갚아야 하는 몸의 빚이다. 우주가 탄생되고 생명체가 생겨나는 근본을 벗어나서 찾아온 에너지 결핍의 질환은, 오로지 몸이 근본으로 되돌아와야 질병에서 벗어나게 된다. 근본으로 회귀방식이 아닌 수술, 약물 등 역리방식에는 근본이 훼손되어 오히려 괴멸된다. 근본에는 절대치 자연에너지가 존재하며, 에너지 결핍에서 생겨난 질환인 암 등은 우주의 근본으로 되돌아와야만 자연에너지에 의해서 저절로 회생하게 된다.

　근본에는 절대에너지가 무한내로 생성된다 ~자연인~

암은 기운을 얻지 못하면 낫지 않는다

　암을 물리치려면 기운이 있어야 한다. 자연(몸)이 소생되어지려면 근본으로 되돌아와 주어야, 근본에너지에 의해 생기를 얻어 몸의 근간이 바로잡혀 소생되며, 근본에너지에 의해 몸의 잘잘못을 털어내면서 극복하게 된다.

　암을 치료하는 방법이 기운을 돋우는 요법으로 행하고 있다면, 암을 물리치게 되는 길목의 곧바른 위치에 서 있는 것이며, 반대로 기운을 떨어뜨리는 치료요법을 행하고 있다면, 결국에는 암에게 무릎을 꿇고 마는 당신이 될 것이다.

　암은 몸이 근본으로 다가가면 에너지에 의해 저절로 사라지나, 암치료에 근본대응이 아닌 눈에는 눈, 이에는 이라는 방식으로, 눈이나 장비에 보이는 대로 종양을 억압하거나 제거하려 하면 암은 소멸되지 않으며, 당신의 기운이 떨어지는 때를 기다렸다가 재차 삼차 공격을 감행하여 극렬하게 끝까지 대항할 것이다. 암을 직접적으로 없애거나 제거하려는 대증요법은 몸의 근본을 더욱 왜곡시켜 끝내는 당신의 목숨마저 내놓아야 한다.

암의 근본치료는 몸이 원하는 상생방법으로 다가서면, 몸은 기운을 얻어 암이 물러서는 것은 물론, 당신이 앓고 있는 기존의 몹쓸 지병마저 함께 사라져 버리게 되는 것인, 자연의 상생법칙인 이기지 않음으로써 결코 무너지지 않는 부드러운 근본에너지에 의해 온몸이 녹아져 내리는 자연의 상생상존이 되는 근본원리에 따라 몸이 회생하게 된다.

근본요법은 음식이나 식품, 영양분이 암을 직접 낫게 해주지는 않지만 몸의 기운을 돕게 되는 역할을 하게 되면, 상생의 원칙에 따라 정도의 치료에 도움을 주게 된다. 생활환경과 자세, 음식, 운동, 치료방법이 몸의 기운을 북돋는 방향으로 전개될수록 치유의 효과는 높아지게 되며, 암을 물리치는 방법은 오로지 몸이 기운을 얻어야 이완을 도와 몸이 부드러워져야만 건강한 기혈(혈액순환)을 몸 전체로, 환부로 순환시켜 주어서 기운 상승에 따라 에너지는 활성하게 된다. 그 기운의 에너지에 의해 몸의 균형을 바르게 잡아주면서 암은 몸에서 소멸하게 된다.

대중요법의 약물 등으로 몸을 강제로 순환시켜 주게 되면, 약효가 떨어진 뒤에는 더욱 강력한 경직으로 이어져 몸은 오히려 더 지치고 무너져 내리는 괴롭힘을 당하게 된다. 기운을 돋우어 잘 유지해주어야 병을 물리치게 되며, 오로지 기운과 기력을 상승시켜 주는 것만이 근본에 이르는 치유법이다. 기운을 빼앗아버리는 치료요법은, 그 치료방법이 무엇이든 간에 옳은 방법이라고 볼 수가 없으며, 환자는 기운이 고갈돼 버리면 병에게 무릎을 꿇는 게 아니라, 체력과 기력이 고갈되어 버리면 질병에 관계없이 숨을 거두게 된다.

영양식, 명품식품, 산삼 등 몸에 유익한 식품은 몸의 기운을 돋우는 데 어느 정도의 도움은 되지만 암을 퇴치하는 데까지 영향을 주지는 않으며, 그 음식물이 몸에 흡수되어서 기력 상승에 도움이 되어준다면, 정도는 호전효과를 볼 수는 있지만, 암의 완치는 근본에 이르는 바른 자세에 의한 건전한 생활습성에 의해서, 몸이 근본에 이르게 되면 절대이완에너지에 의해서 암이 소멸된다. 근본에 다가갈수록 자연에너지는 활성되며, 소소한 음식이라도 소화흡수가 잘 되면 기력 상승에 도움을 주게 되며, 몸은 부드러워지면서 암에서 벗어나게 된다.

註)
우주의 근본에는 절대치 에너지가 존재하며
몸이 근본에 이르면 에너지에 의해 회생된다

암치유의 근본자세

암을 제압하려 하면 굴복당하지만
몸이 부드러워지면 저절로 사라진다

바른 습관의 생활화로 몸이 근본으로 돌아가면 부드러워진다
첫째는 바른 생활자세, 둘째는 바른 사고력, 셋째는 바른 섭생이다
아무리 섭생이 좋아도 사고가 바르지 못하면 하격이며
아무리 사고력이 좋아도 생활자세가 바르지 못하면
치료의 효과는 크게 영향을 미치지 못한다
섭생에 관계없이 바른 생활자세만 갖추어도 암은 소멸된다
암치료의 근본요법은 이완에 따른 부드러움뿐이다

바른 생활자세
근본의 몸 상태 유지이다
바른 자세, 바른 습성, 가벼운 운동법은
기혈을 상승시켜 몸이 가볍고 부드러워진다

바른 생활자세는

몸의 기력을 돋우는 생활자세로
바르게 앉기, 바르게 서기, 바르게 걷기, 편안한 숙면 취하기
(허리는 꼿꼿이 세우고 엉덩이는 의자 끝선에다 맞추기)
(소파에 기대거나 드러눕기 또는 책상다리로 걸터앉기는 엄금)

바른 생활의 습성
일찍 일어나기
일상으로 걷기
가볍게 운동하기
스트레칭 위주의 운동하기
검소한 생활
소박한 걸 즐기기
몸을 부드럽게 유지하기
속 근육 위주의 이완운동
지나친 근육질, 과도한 운동 삼가하기
스트레스, 과로, 과식, 과음, 흡연, 피로누적 피하기
대증요법보다 자연요법 실행

바른 사고력
긍정적인 사고력
건전한 생활자세
배려, 봉사, 용서, 관용

음악, 취미생활
적당한 휴식, 여행 취하기

긍정적인 사고는 편안한 몸 상태를 만들고
이완을 도와 부드러운 몸을 유지하게 된다

바른 섭생
소박한 섭생은 몸이 바라는 식사법으로
부족한 듯 섭생해야 몸의 기력 상승을 도와
암을 물리치는 원동력을 얻게 된다
(기력을 떨어뜨리는 섭생은 몸을 망치게 한다)

절식하기 (부족하게, 3찬 이하 식단)
채식 위주의 계절 식단 (녹색 식단 선호)
육식은 적당하게 (고기보다 생선, 해산물)
계절과일은 넉넉하게 (가공 비타민제 억제)
음식을 골고루 먹기보다 소박한 식사 (골고루 먹는 것은 식탐이다)
산나물 등 자연 식단 선호 (나물류 선호)
가공, 인스턴트 식품 삼가하기 (비타민도 계절과일 위주)
과도한 영양식 삼가하기 (식탐은 금물)

암, 고질병은 과도한 섭생보다
소화흡수가 잘 되는 소박한 단품 음식이 좋다
소박한 근본에 이를수록 회생에너지는 활성된다

한 가지만 실천해도

　　나머지는 저절로 이뤄진다 ~자연인~

암치유의 근본요법

암을 극복하는 근본치유 요법
근본치료는 이완능력 향상요법이다
몸 스스로 이완능력이 좋아져야 질병에서 완치된다
암은 잘못된 생활습관의 연속성으로 인한 이완능력의 결여로
건강한 혈액의 순환장애로 생겨난 몸의 경직성 질환이다

치유방법은 몸 스스로 이완능력을 향상시켜 주는 방법뿐이다
대증요법인 약물, 수술, 방사선, 침술, 대체요법 등으로
일시적이거나 단발성의 이완방법으로는
뼈의 절대경직에서 생겨난 암은 꿈쩍하지 않지만
지속적인 부드러움에는 서서히 물러서게 된다

암은 환자 자신의 이완능력이 향상되어야만 종양이 소멸되어지는 습관성 질환으로, 대증요법의 약물 또는 타인의 물리적인 도움으로 인한 단발성으로 이완시키게 되면, 도움을 받은 후에 나타나는 자생력 감퇴로 인하여, 점차적으로 경직성 체질로 변하게 된다. 더구나 암은 뼈의 절대경직에서 생겨난 질환으로 환자 스스로가 극복해내려는 자생력이 떨어지게 되면, 몸은 점점 악화되어 괴멸되어

버린다.

 습관성 질환으로 몸이 실천하여 스스로가 습관을 바꾸어주어야, 근본에 다가서는 몸을 만들어주어야 호전되는데, 그렇지 못할 경우 절대로 낫지 않지만, 몸의 이완을 돕는 뼈의 근본을 바르게 활성화하여 주면 이외로 쉽게 사라지게 된다. 골격의 주인인 골반 속의 환골은 몸의 이완 역할을 하여주는 기관으로서 몸의 자생력, 면역력, 정력, 생명력의 급소이기도 하다. 환골의 활성은 순리가 아닌 의도에서는 약화되며, 여리디여린 이기지 않으려는 부드러움에 의해서만 활성되는 자연에너지이며, 온몸을 지배하는 근본에너지이다.

이완능력을 높여주는 뼈의 활성화 요법을 실행하면 몸에는 다음과 같은 변화가 나타난다

몸의 기력이 높아지고 면역력이 활성된다
음식물 등의 관계없이 피가 맑고 건강해진다
몸의 골수가 채워지며 골밀도가 증가한다.
모든 뼈, 연골, 근육, 신경, 혈관, 세포, 피부가 재생된다
체력, 기력이 향상되어 몸이 가볍다
체지방은 줄고 근육량이 많아진다
몸의 균형이 바르게 잡혀 삐뚤어진 골반, 허리 등이 바로잡히며, 어깨 뭉침, 결림 등이 없어진다
피부가 재생되어 얼굴색이 맑아지고 혈액순환이 왕성해진다
몸속의 노폐물, 퇴적물이 몸 밖으로 배출된다

몸의 웬만한 고질병은 저절로 사라진다
자연건강 체질로 서서히 바뀌게 된다
병원 갈 일이 점점 사라진다.

이완방법에는 생활요법과 운동요법이 있다

〈생활요법〉

(1) 바른 자세 유지하기
- 바른 자세로 앉기
  가슴 펴고, 엉덩이는 뒤로 빼고, 반듯한 자세 유지
  기혈(氣血)이 순환이 좋아 몸이 따뜻해진다

- 바른 자세로 걷기
  가슴을 펴고, 팔은 가볍게 흔들고, 허리는 꼿꼿하게
  발은 될 수 있으면 11자 모양으로 보행
  기혈 순환이 활성되어 몸이 따뜻해진다

- 바른 자세로 잠자기
  가급적이면 바르고 반듯하게 잠자는 자세 취하기
  숙면에 좋다
  바르게 반듯하게 눕는 습관 갖기
  옆으로 자도 괜찮으나, 반듯하게 자는 습관이 좋다

(이완능력이 향상되어 혈액순환이 잘 된다)

(2) 담백한 식사요법 (기력 상승에 도움이 되는 식품)
몸이 따뜻해지고 혈행을 도와 이완능력을 높여주는 식사요법
- 소식보다는 절식 (약간 부족한 식사)
- 육류보다는 생선, 해산물, 채식
  (육류는 부족하게, 채식은 넉넉하게)

- 녹색 위주의 채소 (뼈에 도움과 피가 맑아짐)
- 계절과일로 영양분, 비타민 섭취 (가공 비타민류 억제)
- 자연식 산나물 (뼈의 기력 보충과 소염, 면역력 증가)
  냉이, 달래, 꼬들빼기, 머위, 씀바귀, 쑥, 취나물, 두릅 등
  봄철에 적당량 섭취하면 1년분 기력 보충됨

- 자연산 약초 (기력 보충, 소염, 독소배출, 면역력 증가)
  갈근, 더덕, 도라지, 우슬, 구기자, 솔잎, 싸리나무 등
  독성이 없는 약초를 약하게 물 다려 먹듯 자주 섭취

- 자연산 버섯류 (가을에 먹으면 오장육부 개선)
  송이버섯, 능이버섯, 싸리버섯, 표고버섯 등
  가을에 3종류 먹으면 1년간 오장육부 다스림

- 영양식 섭취 (체력을 높여야 이완능력이 향상됨)
  산삼, 홍삼, 더덕, 토종꿀, 견과류, 오리고기 등

환자가 섭취하면 편해지는 음식물 위주로 먹을 것

(3) 긍정적인 사고력
이완능력을 향상시켜 질병치료에 직접적인 영향을 준다
- 긍정적이고 낙천적인 성격 (이완능력을 향상시켜 혈행 개선)
- 용서하고 배려하는 마음 (응어리가 없어지면 부드러워진다)
- 음악, 노래 부르기 (음율을 타면 부드럽게 이완된다)
- 절제된 생활, 명상, 복식호흡, 적당한 휴식, 느리게 걷기
  약물보다 자연 치유 등 (몸이 따뜻해지고 면역력을 높여준다)

〈 운동요법 〉

이완력이 향상되어 면역력 높이는 운동요법

(1) 산책
마음과 몸이 동시에 이완이 이뤄지는 최고의 치료제이며
뼈와 근육의 탄력성을 높여주어
기력 향상에 도움을 주는 건강법으로 최상의 운동요법이다

산책은 흙길이나 야산이 좋으며 1~2시간 정도 여유 있게
천천히 힘을 빼고 걸으면 좋다
처음 40분 정도는 힘을 빼고 가볍게 천천히 걸으면서
경색되어진 속 근육이 이완되는 시간대를 주면서 걸어야

몸 전체로 녹아들어 풀어진다

(힘을 뺄수록 에너지가 활성되어 이완력이 좋아진다)

처음부터 빠른 보행법은

속 근육이 풀어지기 전에 겉 근육이 결집되어

근육통, 근육파열, 마모, 힘듦 등 경색의 원인이 된다

보행 후 40분대가 지나면서 몸의 탄력을 이용하여

목, 어깨, 팔, 무릎 등 온몸이 풀어지듯 힘을 빼고

가볍게 경쾌하게 걸어도 좋다

암환자는 걷지 않으면 이완에너지를 얻지 못하며 낫지 않는다

보행 시 코로 숨 내쉬고 복식호흡을 하면

이완력 상승효과를 얻게 된다

(2) 골반 돌리기

발 모양을 11자로 어깨 넓이로 벌려서 (손은 고관절에 얹혀 잡고)

힘을 빼고 느리게 왼쪽으로 8~16회, 오른쪽으로 8~16회 반복한다

몸의 힘은 하나도 남김없이 다 빼고, 또 빼고 달팽이 걸음걸이만큼

느리게 몸이 저절로 움직이듯 하라

복식호흡을 하면 더 좋다

느리게 할수록 힘이 비축되고,

빠르게 할수록 힘이 소진되어 힘들다

(3) 꼬리뼈, 고관절 부위 가볍게 두드려 주기

발을 어깨 넓이만큼 벌려서

꼬리뼈 부위와 고관절 부위 힘을 뺀 손 모양으로 가볍게 터치하기

하루에 20분 정도 두드려 주면 기력 상승 및 염증 제거에 도움
(강하게 터치할 경우 혈관이 상할 우려가 있으니
부드럽고 가볍게 해줘야 좋다)

(4) 앉았다 일어서기 (몸 체중 이용)
발 모양을 11자로 바깥 어깨 넓이로 벌려서
온힘을 빼고 앉았다가 일어서기,
안쪽 허벅지(속 근육)의 근육만을 이용(엉덩이는 빼지 말고)하여
(팔은 가볍게 앞으로 뻗어 중심 잡아주고) 천천히 8회 반복
(호흡을 하면서 힘 빼고 느리게 할수록 에너지는 충전된다)

(5) 다리 찢기 (최고의 이완요법이다)
다리를 양쪽으로 벌려 온힘을 다 빼고 벌려서 찢기
온힘을 다 빼고 호흡하면서 천천히 가볍게 하라
처음에는 벽이나 기둥, 의자 잡고 벌리면 안정감으로 도움
(몸의 에너지가 충전되어 회춘이 된다)

(6) 기마자세 취하기 (최고의 이완요법이다)
발은 11자로 넓은 어깨 넓이로 벌려서 기마자세 유지하기
(꼬리뼈 안으로 감아올려 주면 좋다)
온몸의 힘을 빼고, 양손을 배꼽 밑에 가볍게 모아준다
복식호흡 하라
(코로 숨을 느리게 쉬면서 들숨에 배가 밖으로 나오고
날숨에 배가 안으로 들어오는 동작 유지하기)

자세는 되도록 낮게 하여 힘을 빼고 10분대 이상 유지하라
힘들어도 타협하지 말고 끝까지 참고 버티어라
자세가 틀어져 있으면 바로잡고 힘이 들어가 있으면 빼줘라
(최고조의 이완법이며 근력과 기력이 향상된다)

註)
몸이 근본으로 다가서는 이완능력이 향상되는 운동법은
절대치의 근본에너지를 몸으로 얻게 되는 효과가 있다

암치료의 정석

암은 몸의 근본이 무너져서 생겨난 괴질이다
근거지가 훼손되었는데, 창칼(약물, 수술, 방사선)이나
방패(음식물, 면역식품)로 수선한다고 복원되지 않으며
자연에너지에 의해 근본이 원상복구되어야 회생된다

암은 근본(뼈)이 무너져서 생겨난 괴질로 몸이 근본으로
반드시 돌아와야만 낫는 일종의 습관질환인 천형(天刑)으로
몸의 근본(골반 뼈)이 회복되어야만 암이 소멸된다

근본을 벗어난 몸을 정상적인 근본으로 되돌리는 데는
자성과 자연이 회복되어지는 기다림의 인내가 필요하며
자연이 열리게 되는 인고의 시간대가 경과되어야 작동되어
몸을 근본으로 되돌릴 수가 있다
(의도, 인위적인 동작이나 서두름에는 반응하지 않음)

약물요법, 수술, 방사선 치료 등으로 암을 없애려 서둔다 하여도
근본에 있는 시스템이 바로 작동되어 정리되는 것이 아니며
자연의 기다림의 시간대가 경과되고 나서야

이완과정으로 접어들어
질병의 치유가 서서히 진행되어지는데 그 에너지는 절대치이다

그러므로 아무리 급하게 서둘러 어떻게 해본다고 되지도 않고
달팽이 걸음처럼 느리고 여린 이기지 않으려는 에너지에 의해
몸이 근본으로 되돌리는 방향으로 전개하게 되면 천하명약이나
어떤 비법보다도 빠르게 회복되어 소멸된다

정석이란 몸이 근본으로 다가서야만, 이완기능(뼈)이 작동되어
몸이 부드러워지고 따스해지면서 막혔던 세포, 조직들이 하나둘씩
재생, 회생되면서 눈 녹듯 기분이 좋아지면서 회복되어진다
몸의 근본은 뼈이며, 뼈의 주인공은 환골이며
환골이 회복되어야 몸이 부드러워지고
기혈이 왕성해지면서 건강한 혈이 온몸을 돌고 돌아 회생되어진다
몸이 근본으로 돌아오는 과정에서 찾아오는 통증의 고통은
기쁨으로 몸은 세세히 알아차리게 되며
기운이 상승되어 기분이 업 되면서 낫는다

지금의 치료방법이 기운을 떨어뜨리는 치료요법을 하고 있다면
그 치료방법은 당신 몸에서 바라는 치료방법이 아니며
더구나 몸이 아픔을 겪지 않고, 고통을 줄이려는 치료방법은
정석 회생방법이 아니고 단순히 생명연장 술법에 불과하다

치료방법이 선량하지 못하면 암을 치료하는 과정에서 환자는

체력이 점점 괴멸되어지는 단계를 밟게 되다가 생을 마치게 된다
근본치료는 아프면서도, 통증을 느끼면서도
몸이 세세한 알아차림으로
"아! 내가 지금 낫고 있구나"를 알아차리면서 낫게 된다
그게 순리이자, 생존, 성장, 진화가 이뤄지는 자연의 근본이다

근본에는 부드러운 절대치의 에너지가 존재하며
회생에너지에 의해 몸 스스로 절대이완을 얻어 저절로 낫는다
근본에서는 암이 완치되어 소멸되는 시일은 약 100일 정도이나
자연(환자)의 대치환경에 따른 적응도에 따라 다소 편차가 있다
근본에 이르면 몸에서 암이 완전히 소멸되어 재발되지 않는다
근본으로 다가서는 방법을 선택하면 그 순간부터 기력이 상승되어
몸 안의 자연에너지가 감돌아 통증이 있어도 기분 좋고
아무리 힘들어도 기력이 상승되면서 몸은 가볍게 된다
만병이 사라지는 근본에는 절대치 자연에너지가 존재하며
자연(사람)은 살아남기 위한 생명활동이 작용하는 것은
우주만물 생멸의 근본이다

암치료의 비책

몸살은 몸의 잘잘못을 깨닫고 나서 털어내고 알아차리는 과정이다
근본 치유는 환자가 기력이 상승되어 에너지가 생겨나고
몸살 등을 겪으면서 막힌 데가 뚫리어 독소가 밖으로 배출되면서
몸은 가벼워진다

암은 아플 만큼 아프고 나면 반드시 낫는다
몸살, 발열 등은 막힌 몸을 이완시키기 위한 기통현상으로
막힌 부분을 뚫기 위한 기혈작용이며, 발열과 통증 증상은
막힌 부분을 달구고 확장시키기 위한 몸의 언어이다

대장간에서 쇠를 열로 달구어 확장시켜 놓아야 연장이 만들어지듯
우리 몸도 발열과 통증을 동반하여 몸을 달구어 확장시켜 놓고서
악성종양, 독소 등을 밖으로 뚫어 배출하기 위한 기혈작용이며
그 힘은 환골 뼈에 의해 자생력(면역력)이 만들어지게 된다

암을 아프지 않고 나으려고
약물, 수술, 방사선 등으로 치료하는 것은
암을 절대 낫지 못하게 하는 바보짓이다

암환자는 몸속 에너지인 기력으로 몸속의 암세포와 전투하는데
이때 나타나는 발열과 통증은 기통현상에 의한 근본의 원리이며
암과 싸워 이겨내려고 하면 그 에너지원인 체력과
기력의 지원만이 암을 물리치는 비책인 것이다
암을 물리치려면 겉의 힘인 체력이 상승해야 속힘인 기력이
동반 상승되어 암을 털어낼 수가 있다
암환자가 기력이 생기면 살아남기 위해 자동적으로
전투태세에 돌입하는 것은
생명체가 살아남기 위한 원초적 본질이며
암환자가 감기, 몸살 등으로 통증, 발열을 일으키는 증상은
생체가 자생하려는 본능이다
감기몸살은 암환자 특히 말기 암환자에게
암을 물리치기 위한 하늘의 신약이며
죽을 만큼 지독한 감기몸살 등으로 몸을 달구어서
뼈, 근육, 장기, 세포 등 몸속을 기통하고 나서
혈액순환을 도와 암 덩어리와 독성물질을
몸 밖으로 배출해내게 된다

이완에 도움이 되는 행위는 암환자에게
일부러 찬물 등을 끼얹어 감기몸살을 걸리게 만들어서
몸에게 위기의식을 만들어주어야
몸 스스로 암을 털어내는
동기를 부여하는 계기를 만들어주는 것은
성장과 회복, 숱한 진화에는 반드시 고통이라는 과정을 겪으면서

살아남기 위한 극도의 산물인 인간이라는 명작품이 탄생된 것이다
고로 자연의 순리에 맡기면 암은 몸에서 사라져 없어지고 만다
자연 순리에 따른 이완요법을 하면 암은 손쉽게 사라져 버린다
암은 절대이완에서 해체되기 시작한다
몸은 위기의식에서 생존의 절대치 에너지가 강력하게 솟구친다

시골, 산골에 가서 마음 내려놓고 죽기를 작정하면
몸은 이완이 더 잘 되어 암은 더 손쉽게 빠져나간다
몸은 기력이 좋아지면 모든 암은 저절로 사라진다
몸을 이완시켜 주는 방법을 병행하면 더 손쉽게 빠져나간다

몸은 추위나 위기감을 느낄 때는 더한층 생명력을 보강하기 위해
몸은 사력을 다해 회복, 성장, 진화가 더한층 생명활동이 작동된다
몸 이완의 최상방법은 힘을 빼고
가장 느린 걸음의 산책과 절식, 휴식, 골반 이완법 등 활용하면
질병 회복력의 효과가 상승된다

암치료에 있어서 몸살기간이 처음에는 3~10일 정도
죽을 만큼 고통이 심할수록 막힌 데가 뚫어지고
아픔의 깊이가 클수록 더 많이 좋아지며
몸속의 악취, 독소가 빠져나오며
중증환자일수록 몸살의 기간, 깊이가 크다
몸살은 기통으로 몸이 부드러워져 가는 자연현상이며
아픈 만큼 낫게 되며, 통증이 있는 한 잘못되지 않고 반드시 낫는다

두 번째는 1~5일 정도
세 번째는 1~2일 정도
몸살을 거치면서 점차적으로 낫는다
죽을 만큼 아파도 죽지 않고 성숙되는 것이 생명체이다
만성고질병은 뼈속을 기통해야 하는 관계로 고통이 심하며
참기 힘든 고통을 몸으로 극복하고 나면
몸은 깃털처럼 가볍게 되니
이참에 고통을 즐기는 방법을 알고 나면
평생 병원 갈 일이 없어진다

몸살 과정에서 힘들면 힘을 빼고 괄약근에 힘을 가볍게 줘라
참기 힘든 만큼 고통스러우면 살짝 미소를 지어라
열나면 수건을 적셔서 몸의 열을 식혀 내려주고
가래, 기침이 심할 때는
배, 도라지, 생강, 꿀(설탕) 넣고 다려 먹어라
몸살은 몸의 막힌 데가 뚫리는 과정이자
기통현상으로 만병통치약이다

약물 등 대중요법은 암이 낫는 현상인 몸살, 통증을 피하려고
진통, 진정, 통증을 없애는 역할을 하기 때문에
몸 스스로 잘못됨을 깨닫는 기회를 주는 게 아니라
몸 고통을 피하거나 없애려는 방법으로 고통을 피하고
평화를 얻으려 하니 하늘에서는 기쁨을 주지 않는다
몸이 스스로 나으려고 하는데 낫지 못하게 방해하는 꼴이다

그러나 암은 임종 순간까지 고통을 몸으로 느껴가면서
생을 마감해야 하는데
약물에 의존하여 생명에 연연하다 생을 마칠 것인지
기력을 상승시켜 몸살, 지독한 통증과 싸워 이겨내어 극복하면서
새 생명을 찾을 것인지
하늘의 법칙은 고통을 주고 나서 이겨내는 자에게만
기쁨을 얻게 되는 구조로 되어 있으며, 고통과 기쁨은 같은 것이다

약물치료는 약의 성능을 빌려서 이완을 얻으려 하나
약물은 몸을 마비시키는 작용으로 약효가 떨어지면
약물 내성으로 약의 강도를 점점 높여야 하는 속성으로
몸은 자생력을 점점 잃게 되는 관계로 근본과는 점점 멀어진다

근본으로 돌아가는 데는 힘이 들어도 기운이 있고 의지가 생겨난다
근본의 순리치료는 되어짐의 자연법칙으로 아무리 힘들어도
본인은 낫게 된다는 확신이 생겨난다
원래 살아있는 삶의 참맛은 고통을 극복하는 데서
기쁨이 만들어진다
인간은 억겁의 성장, 회복, 진화 과정마다의 고통이 따르며
고통이 크기가 크고, 깊고, 길수록 성장, 회복, 진화는 원대하며
그러한 과정마다에서 견고히 생성되어지는 자연의 산물이다

몸 이완에 방해되는 행위
조급함, 부정적인 사고, 스트레스, 성냄, 불면, 약물, 방사선 치료,

과로, 과식, 과음, 과도한 육식, 과욕, 찬 음식 등의
강압식의 이완요법 후에는 절대경직으로 연결된다

암 치료방법이 적절한지는
자신이 먼저 안다

내가 어디가 아픈지?
지금 받고 있는 암 치료방법은 적절한지?
지금 치료방법이 문제가 있는 것은 아닌지?
차분하게 마음 내려놓으면 누구나 알 수가 있다
죽을병이 몸속에 들어 있는데도 내려놓지 않는다면 탐욕이며
탐욕을 버리지 않으면 천지에 버틸 공간이란 없다
(탐욕이란 안 되는 걸 알면서도
끝까지 미련을 버리지 못하는 자이다)

몸속의 질환은 환자 자신이 가장 먼저 알게 된다
감기 걸려보면, 몸속에 감기가 심해졌는지
좋아져 가는지는 본인 자신이 잘 아는 것처럼
암환자가 병이 더 깊어지는지, 아니면 치료가 잘 되어
호전되어가고 있는지도 환자 자신이 먼저 알게 되어 있다

음식을 먹고 소화흡수가 잘 되고 있는지는 본인이 잘 알 듯
음식을 먹어서 속이 편하고 기운이 나면

그 음식이 내 몸에 맞아 유익한 것이고
반대로 속이 더부룩하고 기운이 가라앉는다면
값비싼 음식이라도 나한테는 맞지 않은 음식이며
그러한 음식은 삼가는 것이 유익하다

지금의 치료방법이 적절하다면
환자 자신이 생기를 얻어 병을 이겨낼 수 있는 기력이 생겨나고
치료방법이 적절치 못하게 되면
기운이 처지게 되는 증세가 나타나기 때문에
누구나 귀를 기울이면 어느 정도는 알아차릴 수가 있다
어떤 병이든 바른 치료방법을 선택하게 되면
몸은 "살았구나", "좋구나"라는
희망의 메시지를 몸으로 느끼게 되며
병의 호전과정에 따른 어떤 고통도 달게 이겨내면서 극복하게 된다
바른 치유방법인 정도의 적절한 치유방법을 행하게 되면
몸은 생기를 얻어 기력이 상승되어지며
환자 자신이 누구보다도 먼저 좋아져 가는 것을 느껴 알게 된다

몸에 맞는 음식이 몸에 흡수가 잘 되어져서 체력이 상승되어지듯
근본의 의술로 치유를 받게 되면
아프면서도 몸이 좋아지는 것을 몸으로 느껴가며
아픔도 참게 되고 기력이 상승되어지며
그런 치료방법만이 병을 물리치게 되는 올바른 근본치료법이다

왜냐하면 우리 몸은 잘못되어진 괴리현상에서 생겨난 질병이
낫게 되는 것은 체력이 상승되어야 좋아지는 것은 당연한 것이다
지금 받고 있는 의술이나 대체의학이 내 몸에 유익하다면
기력이 상승되면서, 병이 나아가는 과정인 명현반응의 고통 정도는
기분 좋게 몸으로 세세한 알아차림으로 느껴가며 알게 된다

환자 자신이 지금 받고 있는 의술이 체력이 다운되면서
고통을 극복하지 못할 정도로 기력이 떨어지는 치료방법은
병이 나으려고 전개되어지는 치료방법이라고 볼 수가 없으며
그 치료의술에 의해서 언젠가는 무릎을 꿇게 된다
암은 기력이 좋아져야만 몸속의 질병을 털어낼 수가 있으며
몸이 가벼워지면서 기력이 상승되면서 완치가 되는 것이다
대증요법, 신비의 약품, 산삼, 기적식품이 암을 낫게 하는 것은
불가능하며, 병원치료, 신비약품 등을 안 먹어도
지금 받고 있는 치료방법이든, 요양방법이든
환자 자신의 기력을 상승시켜 에너지를 북돋아주고 있다면
분명히 질병 개선에 도움이 되고 있는 것은 사실일 것이다

의술 또는 산삼 등이 암을 낫게 하지는 않지만
그로 인하여 기력 회복에 도움을 받을 수 있다면
그 방법은 환자에게 유익한 도움이 되고 있는 것이며
암은 본인의 노력으로 몸이 근본에 다가서야 사라지는 질환이다
분명한 것은 체력, 기력을 다운시키는 치료방법은 잘못된 것으로
기초체력이 무너져 버리게 되는 치료는 과감히 탈피하여야 옳다

지금 치료받고 있는 방법이
기운을 상승시켜 주는 데 도움을 받고 있다면
그 기운을 얻어 몸의 잘못되어진 부분이 회복되어지는 증상인
기혈, 기통을 일으켜서
통증, 발열이 일어나는 것은 당연한 결과이다
환자 자신도 기분 좋은 통증은 기쁨으로 맞이하여 알아차리게 되며
어떤 질병이든 몸 스스로가 거뜬히 이겨낼 수 있게 된다

註)
암은 근본이 무너져서 몸이 탁해져 있기 때문에
암환자는 짜고 얼큰하고 양념, 향료 등 자극이 강한 음식,
육류식단, 인스턴트 식품, 탄산음료를 선호하게 되지만,

근본치료에 의한 암에서 벗어나는 괘도에 진입하게 되면
싱겁고 담백한 음식, 채식 위주의 자연식품, 단품식품을 선호하는
체질로 바뀌면서 몸이 암에서 벗어나게 된다

암을 극복하려면
체력과 기력을 높여라

암을 물리치려면 체력이 중요하다
기초체력을 밑바탕으로 암을 극복할 수가 있다
체력을 바탕으로 힘이 있어야 기력 상승으로 이어져
이완에너지로 몸 안의 엉킴을 털어낼 수가 있다

체력은 몸 밖의 힘인 파워능력이며
한계상황을 넘기고 나면 극도로 쇠하게 된다
기력은 몸속의 이완능력으로 몸을 지탱해내는 면역력이다
질병을 물리치는 지구력으로 질병의 회복력을 가져다준다
그 힘은 골반 속에서 나오며 원천은 환골이다

골반의 힘은 지구력, 이완능력이며 바탕은 부드러움이다
여리한 부드러움에서는 활성하고, 인위적인 강함에는 쇠약하다
골반 속의 에너지를 얻으려고 한다면 몸의 부드러운 기운을 일으켜
골반의 속 이완근육이 향상되어야 된다

암을 물리치려면 이완능력을 키워야 하며

그 방법이 바로 골반의 힘을 키워주는 요법
힘을 뺀 부드러움에 의해서 이완에너지가 활성된다
암을 물리치려면 골반이 건강해야 한다
골반이 부드러워져야 건강하게 되며
부드러워져야 이완능력이 높아진다
힘을 빼고 골반운동을 하면 이완에너지를 얻게 된다

암을 치료하는 방법이 체력을 떨어뜨리는 의술은
암을 낫지 못하게 기초체력을 말살하는 행위이다
체력이 떨어지는 치료방법은 몸을 망치므로 삼가는 것이 좋으며
기초체력이 무너져 버리면 백약이 도움 없이 끝나버린다

체력과 기력 상승방법

- 적당한 운동은 필수이다
  처음에는 힘이 들어도 가볍게 산책, 스트레칭 위주의
  몸풀기나 이완운동을 하여주어야 회복력이 높아진다
  힘들수록 힘을 빼고 천천히 걸으면 에너지가 충전되어
  몸이 가벼워진다

- 적당한 섭생
  체력을 높일 수 있는 산삼, 산나물, 토종꿀, 산마죽,
  약초오리죽, 해소류, 바지락, 문어, 해삼, 전복, 생선 영양식 등
  환자가 좋아하는 음식물은 기력에 도움이 되며

소화흡수력이 좋은 음식물 알맞게 섭취

- 긍정적인 사고
  긍정적인 사고, 낙천인 성격은 이완능력 상승

- 편안한 휴식이 질병 회복에 필수요건이다
  휴식, 숙면으로 기력 회복 및 에너지는 충전

체력이 떨어지는 경우
- 부정적인 사고, 성냄, 스트레스, 과식, 과음, 과욕, 과로, 수술, 약물, 방사선 치료 등은 체력이 다운되어 몸의 경색원인으로 암 등 질병 개선에 나쁜 방향을 주게 된다

암환자가 걷지 않으면 낫지 않는다

　인류는 고등동물에서 직립보행을 시작하면서 우주근본(환골)이 변형, 진화되어 성장판(환골)이 선량하게 바뀌면서 기능, 지능, 골격이 인류로 대전환이 이뤄진 생명체로 보행을 해줌으로써 성격, 체질, 성장, 진화, 생성 등 체형이 고루 가다듬게 되어 튼실한 몸으로 건강한 삶을 살아가게 된다.

　몸이 바라는 대로 보행방법만 잘 유지하여도 이완력을 높여 웬만한 질병은 저절로 극복될 수가 있으며, 바른 보행을 하여주는 자체만으로도 자생력이 활발하여 암 등 웬만한 병에 걸리지 않게 된다. 인간은 걷지 않으면 환골이 작동이 안 되어 기운이 부족하게 되는 구조로, 사람 구실을 제대로 못할 뿐만 아니라 걷지 않으면 왕성한 생명력을 만들어낼 수가 없다.

　암환자가 걷지 않으면 암에서 회복할 수 있는 에너지가 생길 여지가 없어, 걷지 않으면 무릎을 꿇게 되고 마는 것은, 암을 이겨내는 근본은 기력이며, 기력은 기본체력을 바탕으로 바른 보행만으로도 대증요법에 의지하지 않아도 빠른 회복력을 얻게 되는 것이며, 암환자는 느린 보행에서 환골의 부드러운 자연에너지가 몸을 감돌수록 자생력이 더더욱 왕성해진다.

보행요령

- 힘을 빼고, 또 빼고 느리게 걸을수록 이완을 얻으며 느리게 걷는 자체만으로도 휴식과 에너지가 동시에 비축되고 몸은 한결 가벼워진다
- 호흡 시 코로 숨을 내쉬어야 이완력이 상승되어 몸이 가볍다
- 거북이처럼 느리게 걸을수록 속 근육이 단련되어 에너지가 비축되어 피가 맑아지고 몸속의 에너지는 축적을 이루게 된다
- 보행은 40분까지는 천천히 걸을수록 몸이 이완되어 속 근육이 단련되어 몸이 가볍게 되며 40분 경과 후 몸이 이완되어진 후에는 탄력을 주어 보통 속도의 걸음걸이를 하여도 괜찮다
- 보행은 매일 1시간 정도가 좋으며 바른 보행방법만 실행해도 암치료에 많은 도움이 되며, 보행을 하루 건너 하거나 일주일에 몇 번 한다는 방식의 보행은 올바르지 못하다 인간은 꾀가 나게 되어 있는 못된 습관이 있어 하루도 빠짐없이 매일 1시간 정도 고정하여 비가 오나 눈이 오나 걸어야만 평생 병 없이, 노화를 더디게 하는 활기찬 일생을 만들어갈 수가 있다

체력 상승에
도움이 되는 음식물

암을 극복하려면 에너지가 중요하다. 잘 먹고 체력이 좋아져야 기력이 상승하게 되며, 특히 말기 암환자의 경우 영양식 위주의 식단이 기력 상승에 도움을 주며, 해독력이 높고 소화흡수가 잘 되는 가공되지 않은 자연식 위주의 식단이 좋다.

대부분의 암환자들의 식성을 살펴보면 치킨, 햄버거, 피자, 맥주, 음료수 등 인스턴트 식품 위주의 가공식품이나 육식을 지나치게 선호하면서도, 채식을 외면하는 식생활인 경우가 많다. 그런 부류의 암환자라도 근본방식의 자연치료에 의해서 암이 좋아지게 되면, 선호하던 가공식품을 멀리하고 자연식의 채식, 단품의 내추럴 식품, 담백한 식단 위주로 변하게 되는 것은, 몸은 항상 근본으로 돌아가고자 하는 자생의 자각감각을 갖고 있기 때문이다.

자연은 근본으로 인간도 자연이다. 자연을 외면하면 근본에서 멀어지게 되는 것으로, 지금 암환자가 인스턴트 등 가공식품을 좋아하고 자연식, 채식을 멀리하고 있다면, 지금의 암치료 방법이 적절하지 못하다고 봐야 할 것이다. 몸이 탁할수록 가공식품을 선호하게 되는 식습관을 가지고 있다고 봐야 하며, 암을 극복하게 되는 첫째의 전조증상으로 생활습관의 하나인 섭생부터 자연식으로 바꿔야만 한다.

　암환자는 자연의 몸과 동일한 가공되지 않는 자연식 위주로 식단을 바꿔주는 것이 암치료의 첫걸음이다. 가공되지 않은 식품 위주로 전환하여야 하며, 채소류, 된장, 생선, 해조류, 산나물, 계절과일 등 신선한 식자재 위주의 식단을 갖추게 되면 몸이 싱싱하게 되살아나기 시작한다.

　육식을 부족한 듯 먹되, 생선, 해조류, 과일, 채소는 넉넉하게 먹어라. 비타민마저도 가공되지 않은 계절과일 위주로 먹어라. 음식물은 몸의 에너지를 만드는 원천으로 환자가 먹고 소화흡수가 잘 되는 식품이 좋으며, 먹고 나서 속이 불편하거나 더부룩하거나, 환자가 구미가 땡기지 않는 음식은 삼가는 것이 좋다. 특별한 영양 보양식이라도 환자가 먹어서 부담되는 것은 피하는 게 좋다.

　산삼이나 특정 식품이 아무리 좋다고 하나 어느 누구에게 좋은 음식이 될 수 없으며, 아무리 좋다는 음식이라도 환자 자신이 소화흡수를 하지 못하면 헛수고이며, 음식물은 사람의 체질과 컨디션, 병색에 따라 몸에 도움이 될 수도 있고, 반대일 수도 있다. 산삼, 특정 식품이 암을 낫게 하는 것은 아니며, 단지 체력을 향상시켜 암을 물리치는 데 어느 정도 도움을 줄 뿐이며, 먹어서 불편한 음식물은 반대일 수도 있다.

고가의 식품보다는 계절의 자연식 위주로 환자가 소화흡수 잘 되는 음식물이 환자의 체력 향상에 도움을 주게 된다. 산삼 등 강성의 음식물은 한두 번 먹고 나면 몸에 부담이 되는 등 편치 않은 음식으로 몸에 부담을 줄 수도 있으니, 주변에서 편하게 구할 수 있는 자연식 위주의 독성이 없는 산약초, 산나물, 버섯류, 토종꿀 등 암환자가 수시로 자주 먹을 수 있는 식품이 좋다. 음식물로 암이 낫지 않지만 체력 회복에 도움을 얻어, 뼈 힘인 기력 상승을 얻게 된다면 좋은 것이다.

기력 보충과 해독에 도움이 되는 음식

(1) 자연산 산나물이 소염, 해독, 기력 상승에 도움을 준다. 냉이, 달래, 쑥, 산미나리, 꼬들빼기, 민들레, 머위나물, 취나물, 두릅, 엄나무순, 다래순, 오가피순, 봄동나물, 시금치, 아욱, 근대 등은 뼈의 기력 보충과 해독에 도움이 되며, 산나물은 된장무침이나 된장국으로 자주 먹으면 좋다.

(2) 산삼, 더덕, 잔대, 도라지, 꿀, 효소식품 등이 기력 보충에 도움을 준다. 자연산 송이버섯, 능이버섯, 꽃송이버섯, 상황버섯, 표고버섯 등이 있다.

(3) 폐가 약하고 가래, 기침이 있으면 도라지, 더덕, 배, 꿀, 생강, 대추 등 적당량 가볍게 다려서 수시로 먹어라. 기력 보충, 가래, 기침, 해갈, 독소 배출에 도움이 된다.

(4) 갈근, 더덕, 잔대, 도라지, 겨우살이, 토사자, 비수리, 우슬, 오가피, 상황버섯 등 기호에 맞게 물처럼 다려 먹으면 기력 보충에 좋다.

(5) 자연발효 효소식품, 자연산 나물은 가급적 자주 먹어라.

(6) 환자가 먹어서 소화 잘 되고, 속이 편한 것만 먹어라. 먹어서 소화 안 되고, 속이 불편한 것은 피하라.

(7) 암환자는 주변에서 건강식품 등 권유가 많겠지만 모든 식품이 누구에게나 다 좋은 것은 아니며, 환자에게 맞는 음식이 최고로 좋으며, 가공식품보다는 자연산 위주의 단품 식품이나 독성 없는 약초가 좋다. (본인이 선호하는 음식 위주로 먹어라)

자연인이 권하는 체력 상승 도움 식품

기력 보충, 해독에 좋은 오리죽

- 준비물

(1) 오리 큰 것(2~3kg 정도) 1마리
(2) 자연산 생더덕 300g
(3) 자연산 생잔대 200g
(4) 자연산 생도라지 100g
(5) 대추 5개

(6) 찹쌀(면포대에 넣어서) 적당량

- 조리방법
(1) 3시간 정도 푹 고아서 고기는 고기대로 먹고
(2) 찹쌀은 죽으로 먹으면 기력 보충과 해독에 좋다.

바지락 산나물죽
(1) 산나물, 냉이, 취나물, 두릅 등 중 1가지 잘게 썰어서
(2) 바지락, 대합, 전복 중 1가지 선택하며
(3) 찹쌀

- 조리방법
(1) 찹쌀에 바지락 넣어 죽을 쑤고 나서
(2) 죽이 다 되어갈 쯤 냉이를 잘게 썰어 넣어 함께 넣는다.
(3) 들기름, 간장 간을 하면 입맛을 돋게 하는 기력 보충으로 좋다.
(4) 냉이, 취나물, 두릅 등 산나물 적당히 번갈아가면서 넣으면 좋다.
(5) 바지락, 대합, 전복 등 해산물은 환자의 입맛에 따라 가끔 변화를 줄 것

더덕, 잔대 산나물죽
- 산나물, 취나물, 냉이, 두릅, 생더덕, 생잔대 등
(1) 찹쌀, 생더덕, 생잔대를 갈아서 넣고, 물도 함께 넉넉하게 넣어 끓인다.

(2) 간장, 들기름으로 간을 맞춘다.
(3) 냉이, 달래, 미나리, 두릅 등 산나물은 취향에 맞게 죽이 익을 무렵 잘게 썰어 넣는다.

문어, 해삼, 전복죽
문어, 해삼, 전복, 홍합, 찹쌀 등
적당량 혼합하여 입맛에 맞게, 원기 회복에 좋다
- 암환자 입맛과 기력 회복에 좋다

암환자 기력 보충으로 괜찮은 식품
- 소화흡수력 높은 자연식품 : 토종꿀, 자연산 꿀
  암환자 소화흡수력, 기력 보충에 탁월하다

- 꿀과 토사자 가루 저어서 먹으면 암환자 소화흡수
  기력 회복에 탁월하다

- 자연산 마를 가볍게 쪄서 꿀과 먹으면 기력 보충에 좋다
  (자연산 마는 반드시 법제(쪄서)하여야 된다)

- 자연산 열매, 약초 효소
  더덕, 오가피, 오미자, 돌복숭아, 참다래, 구찌뽕 등 자연산
  열매 또는 약초의 3년 이상 숙성 발효된 효소는
  암치료에 도움, 소화흡수를 높여준다

- 암환자는 자연산 산나물과 토종된장에 어울린 산나물무침을
  자주 먹어두면 기력 보충과 해독에 도움이 된다
  (토종된장, 간장, 산나물은 자체가 소염, 해독, 기력에 도움)

산나물 무치는 방법
- 산나물을 흐르는 물에 가볍게 헹군다
- 냄비 등에 적당량의 물을 펄펄 끓인다
- 끓는 물에 나물을 넣고 뚜껑을 덮는다
- 물이 끓으면 즉시 꺼내어 찬물에 헹군다
  (오래 삶으면 나물이 질기고 맛이 덜하다)
- 산나물을 적당한 물기가 배이게 가볍게 짠다
  (꽉 쥐어 짜면 나물이 억세고 질기다)
- 넓은 그릇에 산나물을 넣고 토종된장, 들기름을 넣고
  가볍게 조물조물 무친다
  (토종된장은 조금만 넣으면 산나물이 부드럽고 담백하다)
  (자연산 산나물무침에는 토종된장, 들기름 외에
  마늘, 파, 참깨, 등 자극성 양념은 피한다)

- 토종된장과 궁합이 잘 맞는 산나물
  냉이, 취나물, 두릅, 엄나무순, 머위, 꼬들빼기 등

- 달래, 미나리, 참나물, 민들레, 돈나물을 초고추장에 무쳐서
  효소를 약간 넣으면 좋다

- 쑥, 냉이는 국을 끓일 때 토종된장을 넣어야 담백하고
 향기가 좋다

암치료에 도움이 되는 습관

암을 물리치려면
평소의 생활습관을 내려놓고 여유롭게 바꿔라
일상생활에서의 자세, 행동, 운동법, 식사법, 성격 등
매사 힘을 빼고 여유롭고 느긋하게 대처하라

여유로운 방법이란 힘을 빼고 느리게, 천천히,
가볍게, 부드럽게, 용서하고, 배려하고, 양보하고,
낙천적이고, 긍정적이고, 느긋하게 행동하는 것이다

얼굴은 미소를 머금고
눈빛은 선하게
마음은 순박하게
머릿속에는 아름다운 생각으로
입가엔 노래 소리가
몸놀림은 부드럽게
움직임은 여유롭게
음식물은 조금 부족하게

술은 입술만 살짝 적시고

자연을 가까이 벗 삼기
가벼운 산책은 생활화하기
한가로운 여행을 즐기기
편안한 휴식을 취하기
상대방을 배려하는 마음
마음은 비우고 내리고
잡다한 생각은 내다 버리고
모든 행동은 부족한 듯 여유롭게
모든 운동은 힘 빼고 가볍고 느리고 천천히
모든 음식은 부족하게
생활방식은 소박하게

해가 떠오르는 속도만큼 느리게
꽃망울이 피어오르는 속도만큼 한가롭게
비우고 비우고 비워라
그리하면 마음은 평화롭고
몸속의 모든 걸림은 녹아내린다

암이 과연 낫는가

암이 낫는다는 것은
몸에서 완전히 소멸되어 사라지는 것을 말하며
습관을 바꿔주는 근본요법을 실행하면
보통 3개월 또는 수개월이면 몸에서 사라진다
어떤 약물이나 특별한 음식물을 먹지 않아도
몸에 다시는 나타나지 않는 상태가 되는 것을 말한다

몸이 근본이 이르게 되면 습관, 체력이 바뀌고
골격이 굵어지면서 기력이 왕성해진다
몸 안의 암이나 만성질환은 모두 소멸되어 버리고
몸이 가볍고 부드러워지는 것을 말한다

몸이 완전히 나아진 상태는
- 골밀도가 충분한 뼈 조직으로 재생
- 근육량이 적당하게 유지되는 체형
- 뇌, 장기, 신경, 세포, 피부 등 암으로 손상되었던
  모든 기관의 조직이 정상으로 회복
- 어떤 약 또는 식품을 섭취하지 않아도 되는 몸

- 다시는 재발하지 않는 근본을 갖춘 몸 상태
- 암이 완치되면 웬만한 병은 몸에서 소멸된다
- 생활습관을 바르게 하여주는 것으로 어렵지는 않으나
  일상으로 실천해야만 된다

근본요법으로 암이 소멸되면
    다시는 몸에 나타나지 않는다 ~자연인~

암이 생겨난 이유

환경, 생활습관, 그릇된 자세, 가슴에 맺힌 응어리, 성격결여, 스트레스의 누적, 운동부족 결여, 비대칭 몸 구조, 체력 한계의 소진, 식생활의 결여 등 과도한 기력소진 등 몸의 균형이 무너지면 근본(환골)의 에너지가 고갈되어 버린다.

가슴 또는 중단이 막혀 기혈이 장애받거나, 체력이 한계를 넘어 기혈 공급이 장애받거나, 만성적인 고질병에 의해 기혈이 장애받거나, 신체적 구조상 기혈이 원만하게 통과되지 못하거나, 생활습성의 결여로 건강한 혈액을 만들어내지 못하거나, 몸의 주인공인 환골이 경색 국면으로 접어들게 되면, 기혈장애 현상으로 건강한 혈액 생산과 혈액을 전신에다 공급하는 데 제한받게 된다.

그에 따라 장기나 기관에 건강한 혈액 공급을 제대로 받지 못하게 되는 부위에 염증, 종기, 종양 등 생겨나기 시작하며, 혈액 공급이 제한 또는 차단되어지면 악성으로 변질이 되어 범위가 확대되거나 약한 장기로 번져나가게 된다. 종양이 생겨난 것은 그 부위에 건강한 혈액을 공급받지 못한 것으로 건강한 혈액만 공급받게 되면 종양은 몸 밖으로 배출되어 소멸된다.

가슴에 맺힌 응어리, 부정적인 사고, 과도한 체력·정력 낭비, 호흡의 결여, 운동부족, 기저질환에 따른 체력과 기력저하 등으로 중단 등이 막혀버려 기혈이 차단되면 몸이 굳거나 경색되어지며, 이로 인하여 몸의 근본기능인 환골이 제 역할을 못하는 현상이 발생하여, 건강한 혈액을 생산하지도 못하고 전신으로 순환, 공급하는 데 제한받게 된다. 환골의 기능이 약화되어지면 건강한 혈액을 몸 전체로 공급이 제한되는 몸의 구조이다.

암환자의 일부는 심리적인 요인에서도 발생되며, 일상생활에서 오는 스트레스는 쌓아두거나, 미움이나 원한에서 시작된 증오심도 가슴에다 담아두게 되면 중단이 막혀, 기혈이 제한을 받게 된다. 좋아하는 취미생활, 여가, 여행, 음악, 수양 등으로 마음을 내려놓으면 중단이 막혔어도, 어느 정도는 개선되어 순환시키게 된다. 마음을 다스리지 못하거나, 수양부족, 운동부족, 스트레스 등으로 중단이 막혔거나, 아니면 기혈을 만들어주는 뼈대의 구조가 약하게 되면 기혈 순환장애를 받게 되기도 한다.

이러한 원인과 이유로, 몸은 기혈이 잘 유지되어야 건강한 것이며, 자그마한 스트레스가 기혈장애를 만드는 계기가 되어, 불치의 질환으로 전환되기도 하며, 머리 부분에 질병이 생겼어도, 가슴 부위에 질병이 생겼어도, 배꼽 밑에 질병이 생겼어도, 하체 부위에 고장이 났어도, 머리, 가슴, 배 등 해당 부위에 의도하여 치료하면 그 질병이 낫지 않고 덧나거나 확대되어질 수가 있다.

몸에 생겨난 모든 질환 회복과 자생력, 수명은 환골이 관장하고 있으며, 환골은 갓난아기의 눈빛같이 여린 근본에너지에 의해서 작동되어 우리 몸이 살아가게 되는 것이며, 의도적이거나 인위적인 행위에는 근본에너지가 반감되고 만다.

암은 몸의 어디가
좋아져야 하는가

암이 생겨난 부위가
뇌, 폐, 간, 신장, 위, 얼굴, 가슴, 몸통, 혈액 등
몸의 어느 곳에 있던지 간에
몸의 근본이 무너지게 되면 혈이 건강하지 못하고
건강한 혈을 전신으로 보낼 수가 없다

건강한 혈을 공급받지 못한 몸의 약한 기관은 노폐물이 쌓여
종기, 종양 등으로 변질, 변형, 확대되어 범위를 넓혀간다

몸의 근본은 뼈이다
뼈의 기력인 에너지가 약화되거나 무너지면
기혈 순환장애가 시작되어 몸이 고장 나게 된다
암은 뼈의 주인공이 환골에서 시작되며
환골에너지가 회복되어야만 소멸된다

환골은 약물, 음식물, 기적치료 등으로 통하지 않으며
치료해도 낫지 않으며

오직 몸이 근본으로 되돌아와야 회복된다
그렇지 않고 나았다 하면 속임수이다

환골은 몸의 우주이며
여리고 낮추고 자연의 기다림 시간대가 경과되어야
작동되어지는 원료는 여린 부드러움이다
몸이 근본에 이르러야 암은 소멸된다

註)
우리 몸의 골반 속에는
생명의 주체인 환골(換骨)이 있으며
환골이 회복되어야 암이 낫는다
환골은 몸의 주인공으로서
환골은 부드러움에 의해서 작위가 되어진다

환골은 충격이나 강한 요법을 쓰게 되면 쇠하고
이기지 않으려는 부드러움에서는 왕성하게 된다
환골은 우리 몸의 수명(壽命)을 관장하며, 바깥 통로는 인중이다

환골이 왕성하면 인중이 넓고 깊고 또렷하나
쇠하면 인중이 좁고 얕아서 흐려진다
환골은 우리 몸에서 우주하고 연결되어 있으며
배려하는 마음에서는 성(盛)하다

암은 왜 전이되는가

기력이 떨어지게 되면 건강한 혈액이 몸 전체에 순환공급이
잘 안 되어지는 당연한 생체원리이다
기력을 만들고 혈액을 만들어 공급하는 역할은 뼈가 하는 일이다
기력저하에 따라 건강한 혈액을 공급받지 못한 몸의 장기나 기관은
염증, 종양이 생겨나게 되는 것이고
기력이 약화될수록 종양의 크기, 범위는
확대되는 것이 당연한 것이다

암은 처음부터 뼈에서 시작되는 것으로
뼈의 기력이 떨어질수록 확대되는 것이며
기력을 떨어트리는 치료를 할수록 범위가 확대되는 것이며
기력을 떨어뜨리는 치료로는 암을 극복할 수가 없다

기력을 돋우면 뼈가 힘이 생겨 몸이 가볍고
기력이 떨어지면 뼈의 기운이 없어 기진맥진하게 된다
기력을 살리는 방법은 뼈가 건강해야 하며
뼈의 건강은 인위적이거나 가공적인 것일수록 약화되어지고
자연적인 것일수록 뼈는 힘을 얻게 된다

우두머리 뼈인 환골 뼈의 에너지에 의해서 기력이 살아나며
건강한 혈액을 몸 전체에 생산, 공급하게 된다
환골은 몸의 우주로 자연의 되어짐과
기다림의 시간이 경과되어야 작위되어진다
인위적일수록 점점 약화되어지며
의도하게 되면 작위가 약화 또는 중단되어 버린다

암은 근본에너지가 약해지면 뼈에서 시작되는 것이며
건강한 혈액의 생산, 공급이 제약을 받게 되어
건강한 혈액을 공급받지 못한 장기, 기관에 악성종양이 생겨나서
생겨난 질환이 암이며, 피가 맑아지고 종양 부위에
건강한 혈액을 공급받게 되면 종양은 사라지고 만다

그러나 끝끝내 건강한 혈액을 공급받지 못하게 되면
종양이 커질 뿐만 아니라 다른 장기나 기관으로
확대 전이되기도 하며, 확대되어 기력이 떨어지다 보면
뼈에 나타나게 되지만 사실은 뼈에서 시작되었는데
과학으로 인지하지 못하였기 때문에 그렇게 보였을 뿐이다

자연인 몸은 뼈의 기력인 생명에너지가 약화되다 보면
건강한 혈액을 만들지도 못하고, 공급하지도 못하게 되며
그 핵은 골반 속의 환골이 감당하고 있다
환골은 우주의 법칙(4차원)에 따라 순환되어지기 때문에
3차원 수준의 과학은 4~12차원의 자연 근본을 알 길이 없다

원인불명암 치료방법

암이든, 종양이든, 암으로 의심되는 염증이든 간에
암이 깊숙이 있어 치료의 위험이 있는 암이든 간에
췌장암, 임파선, 혈액암, 뇌종양, 폐암, 담도암, 난소암이든 간에
암의 명칭에 관계없이 환자의 약한 장기에 나타난 증상이며
질병의 종류와 암의 종류를 늘어놓는 이유는
질병이 생겨난 원인과 낫는 방법을 모르기 때문에
현재 몸 안에 종양이 나타난 부위, 종목별로 전개한 것이다

암은 몸의 근본인 뼈에서 시작되어
건강한 혈액을 전신으로 순환을 못하여
환자의 취약한 부위에 나타난 것이며
뼈의 치료는 대증요법, 대체요법으로 치료하게 되면
이전보다 나빠지는 쪽으로 전개되어지는 결과가 발생된다

근본치료는 자연의 시간대의 흐름에 맞는
절대이완에 이르러 몸이 녹아내려야 회복되는
생활습관성 질환으로
몸이 근본으로 되돌아오면 몸이 부드러워져서

몸속의 모든 질병은 사라져 버린다

몸의 병은 한 가지이며
몸의 병을 없애는 방법도 한 가지로
몸이 근본에 이르는 것뿐이다

암은 유전인가

암은 유전보다는 가족력에 가깝다고 할 수 있으며
암에 취약한 골격과 체형을 타고났는지가 중요하겠으나
더 중요한 것은 생활습성에 의해 좌우되는 질환이기도 하다

신체 구조적으로 뼈와 속 근육량이 빈약하게 되면
기(氣) 순환이 원활치 못하게 되는 체형으로
유전적인 요인도 다소 있겠지만, 환경적인 요인,
생활습관에서 오는 결여, 운동부족이나
과한 운동 또는 그릇된 운동법으로 인한 기력 소진 등
신체 구조적으로 기력(氣力)이 약한 체형이 되어지면
심혈관질환, 대사증후군 등 질병에 노출되기 쉽다

신체적으로 질병에 약한 체형일지라도 본인의 의지로
올바른 생활습관을 유지하여 바른 자세, 소박한 식생활,
소박한 운동, 건전한 사고력 등으로 노력의 여하에 따라
질병에 구애받지 않는 건강한 체형으로 변모시킬 수가 있다

건강은 주어진 것보다 꾸준한 관리만이 비법인 것으로

항상 철저하게 몸 관리를 해주는 것보다 더한 건강법은 없으며 무엇보다도 정신적인 건강이 우선되어야 할 것이다

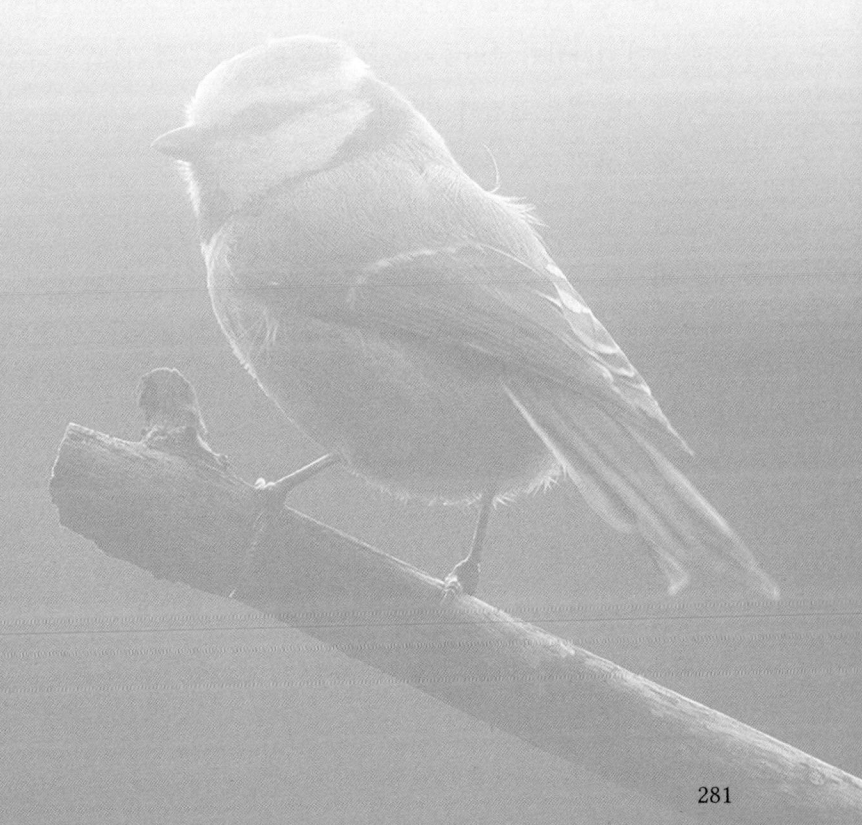

암은 자신의 빚이다

암은 아파야만 낫는다
암을 극복하려면 일부러라도 감기몸살 등을 앓게 해서
몸에게 위기의식과 더한층 긴장감을 조성해주게 되면
모든 신체기능이 긴장감을 조성하여 위기의 순간을 극복하려는
초월적 반사기능인 성장과 진화의 기능이 작동하게 되는 것이다
인간은 춥거나 환경 등 위기상황이 발생했을 때 살아남기 위해
온몸이 하나같이 달려들어 4차원을 넘어선 초월적 기능으로 작동,
전개되는 것은 겹겹의 진화과정에서
진일보 개량되어 생성을 이루는
인간 생명체의 본성이 몸속의 잠재되어 있기 때문이다
그러므로 죽을 만큼 아프고 나서야 몸이 좋아지는 게 진리이다
우리 몸은 감기이든, 암이든, 성장이든 모든 과정은
아플 만큼 아프고 죽을 만큼 고통을 극복하고 나서
탄생, 회복, 진화, 생성되는 구조이다

몸의 이상증세라는 것은 기혈이 막혀 있는 증상으로
살아남기 위해서 몸속의 생명에너지가 막힌 부분을
뚫기 위한 기통현상으로 몸살이라는 과정을 통해서

몸을 달구어 발열시켜 막힌 부분을 뚫어내서 기혈이 통과돼야
막힌 부분이 소통되어 독소는 제거되고
양질의 영양분을 공급하기 위한 생명체의 생리작용인 것이다.

우리 몸은 수억 겹의 진화과정을 거쳐 현존 인간이 되어졌으며
자연인이 운기를 통해 온몸을 관통할 경우
뼈의 관통에 따른 고통은 차라리 죽음을 택하는 것이
나을 성싶을 정도를 넘어선 통증이 뒤따르고 나서
자연이 움직이는 느리고 여린 고통의 시간대가 지나고 나서야
자연이 움직이게 되며, 순환되어지는 만큼의 시간이 경과되어야
막혀 있는 뼈속을 관통하여, 환골 뼈속을 뚫어내게 된다

내공이 있다면 누구나가 내공력으로 관통시키겠지만
내공력이 없는 일반인이므로 몸은 감기몸살, 발열 등을 불러일으켜
막혀서 경직되어 있는 부분을 관통하여
단단한 종양을 녹여서 몸 밖으로 배출시켜 내어
몸의 균형을 바로잡기 위한 숭고한 몸의 언어인 것으로
자연 움직임이 원래가 그러하다

　　기혈(氣血)의 움직임을 통해서 통로를 만들며, 길(氣)을 뚫어갈 때, 몸은 발열시켜 달구는 과정에서 통증 등을 유발하며, 우리 몸은 고통으로 자극을 주게 된다. 즉 통증은 몸의 잘못되어진 부분을 살려내어 회생을 위한 몸의 진주곡이며, 아픔이 있는 한 설대로 잘못되어지지 않고, 몸의 병은 반드시 극복되어 낫게 된다. 특히, 말기

암인 경우 아주 고약한 감기몸살을 일으키는 것은 당연한 것이며, 아픈 부위에 심한 통증과 온몸의 통증, 발열, 무력감 등으로 고통을 주고 나서, 죽을 만큼 아프고 나서야 낫게 된다. 초기의 암보다 말기암일수록 통증과 몸살의 깊이는 더 크게 발생되는 것이 당연한 이치이다.

자연의 생존법칙에 따라 몸은 막혀 있는 부분을 뚫어내어 질병을 물리치기 위해 고통을 감수하며 이겨내고 있는데, 의지력이 형편없는 의도의 마음은 뒷구멍으로 약물 등에게 손을 빌려 어떻게든 쉽게 고통으로부터 벗어나고자 하는 것은, 몸이 스스로 병을 물리치려고 사력을 다하는데, 낫지 못하게 방해하는 어리석은 행동이다. 대중요법인 약물 등을 쓰면 그 병이 잠시 숨어 들어가 있다가, 다시 나오기를 반복하는 악순환을 만들어내며, 점점 무너져 내리는 과정마다 괴롭힘을 당하다가 끝내는 몸뚱이가 전멸당하고 만다.

자신의 몸의 질병을 없애려면 웬만한 고통 정도는 참아낼 줄 알아야 하며, 하늘은 인내하지 않으면 결실을 얻지 못하는 구조이며, 암이든, 감기든, 척추병이든 이 세상 존재하는 모든 병은 아프고 나서야 낫게 되는 구조이다. 순간의 아픔을 모면하기 위해서, 약물 등을 쓰게 되면 그 병은 절대로 낫지 않으며, 몸이 몸살할 때는 며칠간 휴식한다 하여 자연 영양식 위주로 가볍게 섭취하면서 그냥 참고 견디고 나면 참행복이 찾아온다.

그리하면 반드시 낫는다

감기 걸려도 그냥 놔둬라, 그리하면 낫는다
암에 걸려 죽을 것만 같다 하여도 그래도 놔둬라, 그리하면 낫는다
통증, 발열, 기침, 가래, 콧물, 무기력, 죽을 것만 같은 고통마저도
그냥 놔둬라, 그리하면 세상에 존재하는
지랄병, 염병이든 다 낫는다
몸이 감기몸살 등으로 아플 때, 무리하면 안 된다
몸을 편안하게 영양식 위주로 섭취하여 주고
해열제, 진통제를 가급적이면 쓰지 말고
몸 안의 기가 잘 흘러 막힌 곳, 잘못된 곳을 뚫어 재정비할
자연의 되어져 가는 기다림의 시간을 인내하면서 참아내야 한다

말기 암환자라면 고통이 더 심할 것이다
한 열흘 이상 똥오줌 싸고, 차라리 죽는 게 낫겠다 싶을 정도로
몸으로 생지옥 체험의 고통을 몸소 겪고 나면, 몸이 이완을 얻어
딱딱하게 굳어서 꿈쩍도 않던 암 덩어리가 서서히 빠져나간다
그때마다 몸은 가볍고 기분 좋은 행복감에 젖게 되니
기분 좋게 몸은 충분히 휴식을 취해줘라

그리고 중간마다 소화흡수 잘 되는 환자가 입맛 땡기는 대로
영양식으로 몸의 재충전 시간을 갖고 나서
또 사나흘 정도 똥오줌을 배설할 만큼 아프게 될 것이다
힘든 여정의 고통을 몸소 겪고 나면, 나머지 암 덩어리가
몸의 부드러움을 다시 몸 밖으로 빠져나간다

그러고 나서 며칠 회복기를 갖게 되면
앞전보다는 좀 가벼운 감기몸살을 몇 번 더 겪고 나면
몸 안의 종양은 태반 이상 몸 밖으로 빠져나가며 몸속의 지랄염병
암은 서서히 벗어나면서 회생단계로 접어들게 된다
몸이 통증 등으로 아플 때는 무리하지 말고, 밥맛 없으면 덜 먹고
식욕이 생기면 영양식 위주로 기력 보충하여 주고
열이 나면 물수건으로 몸을 닦아 식혀주고,
가래가 끓으면 뱉어내고
견디고 나면 몸의 병이 사라지고 만다
통증은 순간이며, 영원한 아픔은 없다

혹여, 통증을 쉽게 해결할 요량으로 진통안정제, 해열제, 항생제,
거담제, 모르핀 등을 쓰게 되면 그동안 애쓴 것은 헛고생이 된다
이러한 고통은 누군가가 만든 것이 아니고
바로 당신이 그동안의 삶에서 게으르고
무지에서 얻은 자신의 대가이다
사업체를 남에게 맡겨놓고 알아서 경영해 달라면
망하는 것이 당연하며, 의사에게 몸과 돈을 원하는 대로 줄 테니
알아서 해달라면 그 결과는 뻔한 것이다

　이 세상은 공짜가 없다
　콩 심은 데 콩 나고, 팥 심은 데 팥 나고, 약 먹은 데 병든 몸이 나고, 향기를 심으면 향기 나고, 악취를 심으면 악취 나는 게 순리이다. 평소에 건강관리 안 하고 나태한 대가는 당신이 현찰로 반드시

지불하여야 한다. 세상의 이치, 즉 순리는 잘못되어진 것은 고통을 겪고 나서야 해결되며, 아픈 것은 아픈 만큼, 잘못되어진 만큼 값어치를 치르고 나서야 해결이 된다.

암은 누구도 대신해줄 수 없는 자신의 빚이다
죽을 만큼 고통 뒤에는 성숙한 내가 있고
죽을 만큼 아픈 다음에는 건강한 내가 있고
죽을 만큼 고생한 뒤에는 성공한 내가 있다
평소에 편하게 지내면 나중에는 고통뿐이며
세상에 공짜가 없다는 것은 만고의 진리이다

하늘은 없는 것처럼 보이지만 반드시 있고
하늘은 없는 것처럼 보이지만 결과를 낳고
아파서 죽을 것 같지만 반드시 병이 낫는다

註)
아프고 힘들어도 움직이고 걸어야
에너지가 생겨나 병에서 극복하게 되며

아프고 힘들다고 움직이지 않으면
병은 물러나지 않고 몸은 무너지고 만다

암은 뼈가 부드러워져야 낫는다

암은 뼈에서 시작되며
뼈의 힘이 있어야 회복되며
기력이 소진되면 뼈에까지 암세포가 번져나간다
뼈까지 암세포가 번졌어도 근본으로 회귀하면 어렵지 않게 낫는다

뼈 부드러워지는 방법
바른 자세, 소박한 식사, 감사와 배려하는 마음

힘을 빼고 산책하라
천천히 느리게 1시간 정도

뼈를 부드럽게 하는 것은
근본에 이르러 자연에너지 작동에 의하며
근본에는 자연에너지가 무한대로 분출된다

의도해서는 부드러움으로 이어지지가 않으며

마음을 비우고, 몸을 비우고 낮추고 나서
몸이 근본에 이르는 자연의 시간대가 경과되어야
몸이 이완되어 부드러워진다
이기지 않으려는 부드러움은 적이 없다
부드러움에는 에너지가 충전되며
부드러움의 극치에서 질병이 사라지고 노화는 멈춘다

註)
약물, 모르핀으로 이완을 시킬 수 있으나
약효가 지나면 신체의 모든 기능은 절대경직으로 치닫게 되어
앞전보다 몸은 경직도가 높아지는 방향으로 전환되어지며
약물 등에 의한 절대경직 후 자생력 상실로 이어져
몸은 절대경직, 질병악화, 노화촉진 과정의 단계로 전환된다

뼈가 부드러워지면
피가 건강해지고 혈행이 왕성해진다

산골생활이 암치료에 도움

산골생활 자체가 천연 암치료제이다
산골에 들어가면 몸이 저절로 이완이 되어지며
경직되어진 온몸이 녹아내리고
단단한 종양이 서서히 녹아내려 몸 밖으로 빠져나오게 된다

산골이나 숲속 전원에 몸을 내맡기면
도시생활에서 잡다한 생각들이 멀리 달아나면서
자신과는 상관없는 관계라는 걸 알아차리게 되면서
마음을 내려놓으니 몸 또한 저절로 이완이 되면서
몸속에 기력이 살아나고 혈행이 활발해지면서
신체 전반에 걸쳐 혈액순환이 잘 이뤄지게 된다

적당한 산골마을에, 자그마한 계곡이 있으면
몸속으로 기(氣)가 저절로 스며들고 몸은 기지개를 켜게 된다
적당한 산책과 계곡물에 발을 담그고 손을 씻으면
몸이 자연이고 자연이 몸이랑 하나가 된다
자연과 호흡하는 자체가 최고의 암치료제이다

암환자는 무리하지 말고 적당한 휴식을 취하면
자연이 그대의 환부를 해독시켜 줄 것이다

큰 강가나 습기가 많은 낮은 지역은 암환자가
오래 지체하면 기를 빼앗겨 몸이 버거울 수도 있다
몸이 버겁다는 것은 기를 뺏겨 지친 상태를 말함이고
적당히 머무르면 기 보충과 순환에 도움이 된다

건강한 사람도 강가에 오래 머물면 기가 소진되어 지치고
무기력할 수가 있으니, 매사 부족한 듯 적당한 게 좋으며
암환자가 습한 지역에 오래 머물면, 기허(氣虛) 증세로
기력이 쇠하여 폐, 관절, 신경, 신장 계통에 이상이 생길 수도 있다
산골 뒤에는 산이 감싸 안은 양지바르고
계곡이 흐르면 금상첨화이다

암은 에너지 결핍에서 오는 질환이다

몸이 살아 움직이는 것은 에너지를 활용하는 것으로
에너지가 왕성하면 건강한 것이고
에너지가 약화되면 병약한 것이다

숨 쉬고, 밥 먹고, 일하고, 잠자고, 노래하고 등 즐겁게 사는 것은
에너지가 활성되는 것이고
삶이 고단하거나 괴롭게 지내게 되면 에너지가 소진되어
몸은 지치거나 질병에 얽매이게 되기도 한다

여러 가지 요인으로 몸이 힘들고 지쳐서 에너지가 고갈되다 보면
몸의 경직도가 높아져서 질병에 시달리게 되기도 한다
몸의 이곳저곳에서 괴롭다는 통증 등 신호도 보내게 되며
경직도가 깊어지다 보면
고질병, 불치병, 암 등으로 전환되기도 한다

몸이 경직되어 에너지가 약화되다 보면
몸에 질병이 생겨나기도 하지만

몸이 이완을 얻어 부드러워지게 되면
질병도 하나둘 소멸되어 버린다
몸 이완은 몸이 근본에 이르면 자연에너지가 활성되어
몸이 생기를 얻어 기운을 얻게 되면서 몸의 질병이 사라져 버린다

암치료에 대중요법을 하게 되면, 몸에 기운이 떨어지다 보면
몸이 점점 굳어져 가게 되면서 병세가 점차적으로 깊어지게 되지만
자연치료에 의해 몸을 이완으로 인도하여 근본으로 되돌리면
병세가 호전되면서 몸에서 암은 사라져 버리게 된다

몸의 에너지를 얻는 방법
에너지를 얻으려면 힘을 빼줘야 한다
몸이 이완(풀어져야)되어야 생겨나는 몸의 근본에너지로
특히 암은 몸의 경직에서 기혈이 차단되어 생겨난 질환으로
에너지를 얻으려면 몸의 힘을 빼야만 한다

생각을 내려놓고 아랫배에 살짝 힘을 주고
입가에는 살짝 미소를 띠우고
대화할 때도 힘을 빼고 부드럽게
바라보는 눈빛도 힘을 빼서 부드럽게
가슴에 응어리도 빼서 홀가분하게
걸음걸이도 힘을 빼서 부드럽게
손놀림, 말소리, 발걸음, 모든 행동거지에서

힘을 빼줘야 속힘이 생겨나며
몸이 부드러워져야 에너지가 활성되어
몸이 녹아내려야 경직된 온몸이 풀어져 기력, 혈행이 좋아져서
굳어 있던 종양이 해체되어 몸 밖으로 빠져나가게 된다
감기몸살은 몸을 두둘겨서
몸이 부드러워지기 위한 몸의 언어이다

암은 근본에 이르러야 소멸되는 질환이다 ~자연인~

암에 잘 걸릴 수 있는
체형과 습관

암에 잘 걸릴 수 있는 체형

신체 전반적으로 상체에 비해 하체의 골반 뼈가 약한 체형

신체 전반적으로 뼈가 약하고 속 근육량이 부족한 체형

골반과 허리가 심하게 삐뚤어져 있는 체형

상체가 비대하고 하체가 약한 체형

장기간 약물복용으로 병약해진 체형

- 신체가 전체적으로 불균형인 체형

- 상체에 비해서 하체가 약한 체형

- 신체 전반적으로 뼈가 약한 체형

- 신체 구조적으로 근육량이 부족한 체형

- 몸이 굳거나 경직된 체형

- 과대 비만 체형

겉 근육량이 과다한 체형

암에 잘 걸릴 수 있는 습관

게으른 성격

운동하기 싫어하는 사람

과로, 과식, 육식, 폭식, 야식, 과음, 불면, 흡연이 습관적인 사람

찬 음식과 인스턴트 식품을 선호하는 사람

육식을 좋아하면서 채식을 기피하는 사람

부정적인 성격의 소유자

원망, 증오, 미움 등을 담아두고 가슴앓이하는 사람

인내하지 못하고 성질이 급하거나 다혈질적인 사람

스트레스 잘 받고, 화 잘 내는 사람

대증요법 선호하는 사람

註)
암에 잘 걸리는 생활습성이란
생활환경과 습관, 섭생, 성격 등의 부조화

평생 암 걸리지 않는 방법

살아가는 동안 암하고 인연을 맺지 않고 사는 방법인데 이 세상에 공짜가 없듯이 어느 정도의 노력이 필요하다

첫 번째 노력은 습관이다
- 매일 산책을 1시간 이상 즐겨라
- 늘상 복식호흡을 하여라
- 늘상 스트레칭을 하여주어라
- 바르게 앉기, 바르게 걷기, 바르게 잠자기를 생활화하라

두 번째는 단백한 식사요법이다
- 담백하고 적당한 식사량이다
- 과식은 삼가하고, 가끔 한 끼니 정도는 건너뛰어라
- 육식은 적당히, 채식, 계절과일은 적당히 섭취하라
- 봄에 산나물(냉이, 달래, 두릅, 취나물 등)을 섭취하라
- 가을에 버섯류(송이, 능이, 싸리, 표고 등)를 섭취하라

- 산약초(솔잎, 갈근, 잔대, 더덕, 도라지, 구기자 등)를 약하게
  물처럼 끓어서 마셔라 (부담되면 건너라)

세 번째는 건전한 사고력이다

- 긍정적이고 낙천적인 성격
- 용서하고 배려하는 마음

  (마음에 응어리가 없어야 부드러워진다)

- 음악, 노래 즐겨 부르기. 흥얼거리기

  (음율을 타면 몸이 부드럽게 이완된다)

- 절제된 생활, 복식호흡, 적당한 휴식, 느리게 걷기,
  적당한 성생활, 악기 다루기, 약물보다 자연치유 등

세 가지만 잘 지키면 평생 병원에 갈 이유가 없다

기적은 존재하지 않는다

　초기에 암을 발견해서 해당 부위의 종양을 제거했으니 기적적으로 완치됐다. 악질의 만성질환을 초기에 발견해서 대증치료를 했으니, 하늘의 은총으로 천만다행이라는 말을 듣곤 하는데, 이는 한마디로 코미디 같다. 암, 고혈압, 당뇨 등 만성질환이 몸에 존재한다는 것은 평소의 생활습관이 우주가 존재를 이루게 하는 근본을 크게 벗어난 그릇된 습관들이 10년이고 20년이고 몸에 누적되어 생겨난 몸의 이상증세인 것으로, 모든 대체치료 방법이 질병 발생 원인에 대한 근본적 치료보다는, 사후약방문격인 대증치료의 대표적인 예를 보면 악성종양에 대한 약물, 방사선, 수술로 강압하거나 제거해 놓고, 일단은 눈에 안 보이게 해놓았으니 완치되었다는 것은, 질병 발생의 근본적인 모태가 되는 뿌리는 몸속에 그대로 두고, 곁가지 치기식의 눈가림에 불과한 것이다.

　습관성 질환이란 우주 생성의 근본방식에서 벗어난 그릇된 생활방식이 상당한 기간 동안 몸에 누적되어 나타난 것으로, 누가 봐도 질병 발생의 근본원인을 엄밀하게 분석하여, 근본적인 치료를 해주어 그러한 질병이 다시는 발생하지 않도록 하여주는 것이 치료의 정석인데도, 그런저런 이유로 원인은 아랑곳히지 않는다는 식의 덮어

두고, 단지 눈에 보이는 것을 제거했으니 완치되었다는 것은 한마디로 웃기는 쇼다. 하지만 천만다행으로 대오각성하여 환자 자신이 근본방식을 바르게 인지하여, 정도에 맞는 일상생활을 영위해주면 정도껏 완치되어 다시는 종양이 몸에 나타나지는 않을 수도 있겠지만, 대증요법에만 신봉한 나머지 우주근본의 생활방법을 끝끝내 외면하게 되면, 결국에는 체력과 기력이 소진되어 생명에너지가 고갈돼버리면, 재발되는 과정으로 내닫게 되며 재발에 따른 고통은 더한층 가중될 것이다.

악성종양은 생활습관의 결여에서 찾아오게 되지만, 생활습관만 바르게 유지하면 처음부터 생기지 않으며, 설령 종양이 몸에 생겼다 해도 환경과 생활습관을 정도로 유지하여 주면 선량한 기운이 몸속을 돌아 저절로 사라져 버리게 된다. 또한 몸에 생겨난 암을 없애지 않고 그런대로 벗 삼아도 10년 또는 20년 남은 여생 동행한다 해도 긍정적 멘토로 살아가면, 당신의 목숨까지 요구하지 않으면서 어우렁더우렁 살아갈 수도 있지만 환자 자신의 그릇된 습관은 아랑곳하지 않으면서, 습관성 질환인 암을 없애주길 바라는 것은 어리석음의 극치다.

암, 고혈압, 당뇨 같이 몹쓸 병이 몸에 있는 것은 몸이 근본을 벗어난 수순에서 오는 당연한 것으로, 그것은 몸의 근본인 뼈(에너지)가 상당한 제 역할을 제대로 수행하지 못하는 데서 오며, 근본을 외면한 채 약물 등의 달콤한 방식으로 눈에 보이는 단순의 종양만을 제거하려는 것은, 당신의 과오를 전혀 개선하지 않으면서, 손바닥으로 하늘을 가리는 식의 대중요법으로 눈속임만 하려 든다면, 어느 누구도 하늘길을 피해갈 방법은 없다.

잠깐의 몸 관리 소홀로 하찮은 감기에 걸렸어도, 몸살 등의 고통을 수차례 겪고 나서야만 정상적인 몸으로 회복되는 것이며, 더구나 몸 관리를 상당 기간 동안이나 왜곡하여 생겨난 악성질환인 암, 고혈압, 당뇨 등을 몸에서 없애려 한다면, 반드시 생활 자체를 근본으로 되돌려놓고, 하늘 신약인 혹독한 감기몸살을 수십 차례 이상, 뼈를 깎는 고통을 통해 처절한 참회과정을 몸소 겪고 나서야만 천형을 벗어나는 것인데, 달콤한 약물로 순간의 고통을 벗어나려 한다면 당신은 하늘의 단죄를 피해갈 방법이 없다. 천형인 암은 뼈를 깎는 몸 고통을 통하여, 통한의 반성과정을 수십 차례 거듭거듭 반복을 거치고 나서야 용서받게 되는 것이며, 몸을 우주의 근본으로 되돌리지 않으면서 눈가림하는 것은 탐욕이다.

이 세상에는 공짜가 없다

병 없이 건강하게 장생하려 한다면 오랜 세월에 철저한 자기관리를 통해 몸만들기와 소박한 일상을 열어주어야만 질병에서 자유로우며 흔들리지 않는 건강을 지켜나가게 되는 것이며, 건강이라는 농사를 잘 지었기 때문에 수확하여 누리는 것뿐이다. 몸에 병이 있는 자가 병을 털어내고 건강한 몸을 바란다면, 하늘의 신약인 몸의 고통을 통하여 속죄를 하고 나서, 농사짓듯 당신의 건강관리를 철저하게 해주어야 병 없는 건강한 몸을 하늘로부터 부여받게 된다. 하늘은 콩 심은 데 콩 나고 팥 심은 데 팥이 나고, 외상도, 공짜도 없으며, 더구나 기적은 있지도 않으며 당신이 몸속에 지니고 있는 병은 몸소 갚아야 하는 빚이며, 우주의 시계는 한 치의 오차가 없다.

우주자연은 4차원 절대가치 에너지이며
기적은 인간의 심리인 3차원 셈법이다

註)
뼈가 건강하다는 것은 뼈가 강한 게 아니라 부드럽다는 것이다
강한 것은 부러지기 쉽지만 부드러우면 천하에 적이 없다

뼈가 부드러워야 기통, 혈통(血通) 활성, 면역력 좋은 것이다
골반 뼈가 부드러워야 혈기왕성해진다
골반 뼈의 부드러움이란 몸 이완능력이며, 핵은 환골이다

말기암 근본치유 (후기)

그녀와 자연인과의 만남은 2012년 1월 21일 추운 겨울날이었다. 당시 그녀는 유방암 말기(4기)로 몸이 아주 힘들어 지탱하기가 버거울 정도로 쇠잔해 있었으며, 유방암이 가족력으로 바로 위 언니가 3년 전 유방암으로 세상을 떠난 후라 그녀의 초조함과 말기암 치료의 후유증으로 몸을 지탱하기 쉽지 않아 보였다.

그녀는 당시 57세(1955년생 강○○)로 청주시 상당구 소재 아파트에 거주하고 있었으며, 당시 병력으로는 2007년 1월 유방암 수술과 1년여 항암치료 주사로 혈관 내벽이 헐어 있었으며, 그 뒤 방사선 치료로 인하여 한쪽 폐가 타버렸으며(회생 불가 판정), 2010년 12월 유방암 재발로 재수술을 받았으며, 2011년 10월 갑상선 기능 저하증과 고혈압이 발병하여 약물을 복용하기 시작하였고, 2011년 12월 맹장이 터져서 복막염 수술을 하였다. 2012년 1월 17일 4군데 암이 번져서 3차 수술을 받았다.

자연인과 만날 당시 몸의 상태

(1) 소금만 움직여도 숨이 차다

(2) 부종이 심하다

(3) 입안과 목이 헐어 있다

(4) 불면증이 심하다

(5) 속이 쓰리고 아프다

(6) 왼쪽 다리가 저리고 아프다

(7) 피부에 기미와 주근깨, 검버섯, 잔주름이 많이 생겼다

(8) 혈변으로 화장실 가기가 겁난다

(9) 이가 들떠 음식 먹기가 힘들다

- **당시 증상으로는**

암치료로 인한 후유증으로 고혈압(혈압약 복용 중)

갑상선 기능 저하증 발병(약물 복용 중)

심한 불면증에 시달리고

입안이 다 헐어서 식사 곤란, 심한 속쓰림, 왼쪽 다리 저림증세

부종이 심하여 얼굴, 손과 온몸이 부어 있었다

- **당시 복용 중인 약**

항암제 복용 중 (2012년 9월까지 투약 예정)

갑상선 기능 저하증, 고혈압약, 혈액순환제를 복용 중이었다

근본치유 과정

(환자 강○○가 직접 쓴 자연치유 일기장)

2012년 1월 21일

자연치유(환골요법) 시작

아랫배가 든든해진 느낌이다

2012년 1월 22일

입안이 헐어 말하기 힘들고

목이 아프고 머리가 깨질 듯이 아프다

감기몸살같이 힘들고 속이 쓰리고 아프다

2012년 1월 24일

어제 낮(오후 4~6시) 낮잠을 잤으나

밤 11시에 졸려서 그냥 잤다

오늘 아침 새벽 5시에 눈을 떴다

가벼운 운동을 하고 나니 피곤해서

잠시 쉬었다가 아침을 준비했다

매일 아침밥은 남편이 하고 상을 차려서

옆에 갖다 놓고 깨워야 일어났던 나였다

기분 좋게 식사 후 화장실로 갔다

얼마 만인가?

기분 좋게 많은 양의 쾌변을 보게 되었다

환골요법 3일 만에 잠 잘 자고,
밥 잘 먹고, 쾌변 보는 체질로 바뀌다
기존 복용하고 있는 약물,
식사 외에 어떤 약물, 음식, 식품을 쓰지 않고
환골요법(골반을 부드러워지게 하는 자세 유지법)만으로
3일 만에 병을 이겨내는 체질로 바뀌었다

2012년 1월 25일

아침 6시경에 기상하여 아침식사 준비를 하면서
20분간 108배 운동 25번과 윗몸 일으키기 10번 하였다
몸이 가볍고 상쾌하다
근데 항암주사 맞은 손목부터 팔꿈치까지 엄청 아프다
왼쪽 다리 저림도 심하고 꽁지뼈가 아프다
하지만 기분은 좋다

2012년 1월 26일

온몸에 불꽃이 피었다
속쓰림은 좀 덜했다
온몸의 땀구멍마다 붉은 점이 생겼다
가렵거나 간지럽지도 않는 빨간 점이 온몸에 났다
꽁지뼈가 넘 아프다
앉아 있기가 불편할 정도다
저녁엔 무릎이 아프다

오후 세 시경 범천공방엘 들렀다
앉아 있는데 갑자기 핑 돌면서 아무것도 안 보인다
잠시 기다렸더니 괜찮다
요즘 이렇게 핑 도는 느낌을 자주 느낀다

2012년 1월 27일
발뒤꿈치의 통증으로 걷기가 불편하다
아침에 일어나서 화장실을 가려고 일어섰는데
왼쪽 발뒤꿈치가 넘 아프다
왼쪽 무릎도 많이 아프다
속쓰림도 약간 있다
변을 그런대로 잘 보았다
색은 노란색이었다
항문도 이젠 덜 아프다
아침식사로 숭늉과 팅팅 불은 떡국 반 공기

손등과 손바닥이 가렵고
습진 같은 물집이 나기 시작한다
(오전 9시 40분에 발견)

갑상선 기능 저하증으로 채혈했다
외과의 유방암 수술은 잘 되었다고
걱정하지 말라고 했다

2012년 1월 28일

각질이 일어났다

세수하려고 얼굴에 물을 묻히고

비누로 씻고 나서 미끈거려 문질러보았다

때처럼 각질이 일어났다

죽염을 손바닥에 조금 덜어서 얼굴을 살살 문질렀다

죽염 때문인지 얼굴이 매끄럽지만

마르고 난 뒤엔 땡기는 느낌이 있어

영양크림을 조금 발라주었다

2012년 1월 29일

얼굴의 각질은 오늘도 여전하다

무슨 피부가 매일 벗겨져 나오는 걸까?

죽염을 조금 덜어서 마사지 후에 세안을 했다

손의 습진은 여전하다

조금씩 간지럽기도 하다

그러나 전처럼 터지거나 번지지는 않는다

내 손의 습진균을 다 내보내려는 것이라는 생각으로

약은 바르지 않고 지켜본다

속쓰림은 없어졌다

남편 회갑이라 식구들끼리 점심식사를 하고

자세를 똑바로 하고 있어야 되기 때문에

긴 식사시간이 견디기 힘들어 식당 바닥에 누워서

식구들 이야기가 끝나기를 기다렸는데 힘들다

2012년 1월 30일

오래 걸어 보았다

친구들을 만나서 여기저기 둘러보고

집까지 걷기로 했다

오면서 옷 구경도 하고

흙으로 구워 만든 그릇들도 보고

손으로 한 땀씩 꿰맨 작품들을 파는 가게도

둘러보면서도 별로 힘들지 않았다

마지막으로 차 도구를 파는 가게에서

차도 얻어 마시고, 예쁜 차 도구도 구경했다

같이 간 친구가 집에서

빨리 오라는 전화를 받고 가자고 한다

부지런히 걸어서 집까지 왔는데도

숨은 조금 가빴지만 별로 힘들지는 않았다

손의 붓기가 빠져서 그런지 손바닥까지 쪼글쪼글해졌다

여전히 때를 닦지 않은 것처럼

손등과 손바닥이 부옇게 각질이 일어났다

호크를 맨 마지막으로 조였다

꽁지뼈가 다시 아픈 듯하더니 괜찮아졌다

발뒤꿈치도 이젠 아프지 않다

온몸의 열꽃도 없어졌다

2012년 1월 31일

현담사에 다녀왔다

계단이 꽤 높고 가파른 현담사
대청댐을 가다 보면 길옆의 산 위에 절이 하나 있다
늘 올라가고 싶었으나
넘 가파르고 높아서 엄두를 못 냈던 곳이다
산엔 오를 땐 잘 가는데 내려올 때엔 무릎이 넘 아파서
못 내려와 가파른 산엔 가지 않았었다
혹시 오늘도 못 내려올까? 하는 생각에 올라가 보았다
숨이 차서 조금밖에 못 올랐던 계단들
오늘은 그렇지만은 않았다
사뿐사뿐 올라가니 뒤에서 따라오던 친구가
"어~! 잘 올라가네. 힘들지 않아?"라고 묻는다
조금 숨은 차지만 예전처럼 힘들지는 않았다
이것이 氣로 인하여 힘들지 않은 것일까?
내려올 때도 사뿐사뿐 내려왔다
그렇게 무릎이 아파서 못 내려오던 산과 계단들…
이젠 두렵지 않을 거 같다
이젠 다른 사람들처럼 산에 오를 수 있을 것이다
얼굴의 각질은 오늘도 여전하다
손에 죽염을 발라 마사지하고 나서
얼굴에도 죽염 마사지를 했다
여전히 뻣뻣하고 쪼글거리는 손…
점점 나아지겠지…

2012년 2월 1일

냉은 여전하다

피부가 거칠어졌다

치질은 출혈이 멈추고 통증은 약해졌다

배변은 좋다 (노란색)

약간 숨차다

2012년 2월 2일

체중이 54kg이다

숨이 차다

몸이 부어 있다

부종 때문인가 몸이 무겁다

숨차고 힘이 들어 휴식을 취했다

입안이 다시 헐었다

냉은 여전하다

손에 났던 주부습진 때문에 피부가 벗겨진다

손에 있던 균도 다 빠져나갔는가 보다

손바닥의 붓기가 빠져서 그런지 손가락까지 쪼글거린다

2012년 2월 3일

체중을 재보았더니 52kg이다

붓기가 좀 덜하다

몸이 조금 가볍다

갑상선 기능 저하증의 결과를 보러 갔다

약을 계속 먹어야 한다기에
언제까지 먹어야 하냐고 물었더니
밥은 평생 먹는 거 아니냐
이 약도 밥처럼 먹으면 된다고 한다

2012년 2월 4일
체중이 53kg이다
몸이 또 붓기 시작한다

2012년 2월 5일
시모님과 아이들과 손자들이 와서
어젯밤 늦게까지 놀아서 그런지 몸이 많이 힘들다
아침식사 준비를 하다가 주방에 누워서
한참씩 쉬었다가 일을 하곤 했다
예전에 손에 습진이 있었는데
손에 물집이 잡혀 올라오더니
이젠 피부가 벗겨지기 시작했다
오늘은 힘들어서 그런지 말이다

2012년 2월 6일
잠은 푸욱 잘 잤다
몸이 조금 부었다
어제 애기들 때문에 많이 피곤했었다
(손 사진 찍음)

꼬리뼈가 가끔 아프다

(체력 향상과 면역력이 좋아지려나?)

냉도 조금 줄었다

2012년 2월 8일

체중이 53kg이다

붓기가 많이 내렸다

서너 달 전부터 근질거렸던 왼쪽 귀가 많이 아프다

자꾸 손이 가지만 이것도 명현현상일 것이라

생각하여 참기로 한다

2012년 2월 9일

체중이 53kg이다

오른쪽 어깨 앞뒤에 하나씩 커다란 뽀루지가 났다

오른쪽 손에 항암주사 맞았던 곳이라 항상 팔이 아팠었다

그 독기가 뽀루지를 통하여 빠져나가나 보다라고 생각한다

2012년 2월 10일

손바닥의 허물이 많이 벗겨졌다

이젠 가렵지 않다

귀가 아팠던 곳이 어느새 나았는지 아프지 않다

냉은 여전하지만 양은 많이 줄었다

2012년 2월 11일

배가 많이 들어갔다

동생과 같이 샤워를 하는데

내 배가 많이 들어간 것이 신기하다고 한다

나왔던 배가 다 병이었던 것 같다

'아랫배가 따스해지면 갑상선도 나아질 거고

아프던 곳이 다시 아파질 거고 다시 아파지면 낫는다'라는

자연인님 전화에 힘이 난다

2012년 2월 12일

체중이 54kg이다

입 안에 백태가 낀다

소변에서 냄새가 심하게 난다

몸의 독소가 소변으로 다 빠진다는 생각이 든다

예전에는 반듯이 누우면

허리뼈가 땅으로 꺼질 듯한 통증이 있어서

옆으로 잠시 누웠다가 통증이 없어지면

다시 똑바로 누웠으나

지금은 그런 통증이 없이 바로 누울 수가 있다

2012년 2월 13일

체중이 54kg이다

오른손 붓기가 조금 있다

(항암주사 맞은 손이 항상 부어 있었다)

오른쪽 어깨 앞뒤에 하나씩
뽀루지가 크게 났던 곳이 딱지가 앉았다
머리 밑이 아프다
(항암주사 맞고 나면 머리가 다 들떠서 몹시 아프면서
머리카락이 다 빠져버렸었다)

2012년 2월 15일
머리가 아프다
감기 기운이 있어서 저녁식사 후 바로 잤다

2012년 2월 16일
머리가 조금 아프나 집안에 초상이 나서
저녁 8시까지 다니다가 어른들을 모시고 집으로 돌아왔다
집안 어른들이 우리 집에서 늦게까지 계시다가 주무셨다

2012년 2월 17일
새벽에 어른들을 모시고 장례식장에 갔었다
잠을 충분히 자지 못해서 그런지 온몸이 부었다
어제 넘 힘들었나 보다

2012년 2월 19일
몸살이 났나 보다
온몸이 쑤신다
부종도 심하다

힘들면 가슴 가운데 명치 바로 위가 뻐근했었는데
오늘도 뻐근하다

2012월 2월 20일

입안이 많이 헐어서 그런지
턱밑에 멍울이 지면서 아프다
부종도 심하고 냉도 많이 나온다

2012년 2월 21일

입안이 아직도 많이 헐었다
환우들 모임에 가서
자연인 환골요법 치료를 받고 있다고 얘기했다

2012년 2월 22일

몸은 많이 가벼워졌다
환골요법은 입맛도 변하게 하는지 궁금하다
전에는 음식을 조금 짜게 먹는다고
남편이 늘 ○○ 소릴했었는데
밥상에 조금 짠 음식을 먹으려는데 입에서 먹기 싫어진다
그렇다고 아주 맹탕은 먹기 어렵지만
짠맛도 목에 넘어가지 않는다

2012년 2월 23일

체중이 52.5kg이다

냉이 많이 줄었다
부종도 많이 줄어서 몸도 가벼워졌다
약간 감기 기운이 있으나 괜찮다

2021년 2월 25일
저녁에 시 낭송회 갔다가
몸이 부어 조금 있다가 바로 왔다

2012년 2월 26일
무언가 먹고 싶어진다
하지만 특히 무엇이 먹고 싶다는 생각은 들지 않는다

2012년 2월 27일
몸이 많이 부어 숨쉬기가 어려워서
잠시 휴식을 취하다 잠자리에 들었다

2012년 2월 28일
몹시 피곤하다
특별히 한 일도 없는데 피곤하여 누워서 쉬었다

2012년 2월 29일
몸이 붓지 않았으면 한다

2012년 3월 1일

입안이 다시 헐었다

나았다가는 다시 헐곤 해서

말하기와 음식 먹기가 좀 힘들다

2012년 3월 2일

짠 음식이 싫어진다

전엔 싱거운 음식이 먹기 힘들었었는데

지금은 싱거운 음식이 괜찮아진다

2012년 3월 3일

범천공방에서 대금 만들기 체험에 참석했다

2012년 3월 4일

친구들과 점심 먹고 노래방에서 놀다 왔다

몸은 이상함을 느끼지 못했다

2012년 3월 5일

환우들과 산성에 올라갔으나

중간쯤에 비가 오기 시작하였다

비를 맞고 갔기 때문인지 점심을 먹는데

숨이 차고 몸이 붓기 시작하였다

차를 타고 집으로 오는데 많이 힘들어

오자마자 뜨거운 물을 가득 받아놓고

몸을 녹인 후 계속 잠을 자기 시작했다

2012년 3월 6일
몸에서 지린내 같은 냄새가 난다
혹시 옷에서 나는 거 같아
다 벗어 빨고 목욕도 했으나
냄새는 여전히 난다

2012년 3월 7일
오늘도 냄새가 여전히 난다
남편에게 냄새를 맡아보라고 하였으나
아무 냄새도 나지 않는다고
너무 민감한 거 아니냐는 핀잔만 들었으나
내 코에선 여전히 지린내가 난다

2012년 3월 8일
저녁식사 후에 갈증이 심하다
며칠째 저녁식사를 마치고 나면 심한 갈증에 시달린다
음료수와 물은 갈증을 달래주지 못한다
효소를 뜨거운 물에 타서 마시면 괜찮아지곤 한다

2012년 3월 9일
이젠 몸에서 꼬랑내가 난다
지금껏 먹은 약의 독성이 빠져나가는 중일 거라고 믿는다

2012년 3월 10일
꼬랑내가 조금 덜난다

2012년 3월 11일
꼬랑내는 나지 않으나 생목이 오른다
목이 화끈거리고 속에서 신물이 올라오는 것 같다

2012년 3월 12일
낮에는 잘 모르겠는데 저녁식사 후 약 1시간이 지나면
다시 목이 화끈거리고 뜨거워진다
친정 큰아버지께서 식도암으로 돌아가신 생각이 난다
난 식도암은 아닐 거라고 스스로 웃어본다
아마 갑상선 기능 저하증 때문일 거라고 생각해본다

2012년 3월 13일
어젯밤에 음료수 1캔을 마시고 잤는데
아침에 일어나 보니 손이 부어 있었다
오늘은 하루종일 부어 있다

2014년 3월 14일
갈증이 심하다
물을 마셔보아도 시원찮고
따스한 차(뽕잎)를 마셔보아도 갈증은 여전하다
막걸리가 있어서 반잔을 마셔보았다

한 모금씩 조금조금 마셨는데 갈증이 없어져 편히 잤다

2012년 3월 15일
많이 부어서 그런지 피곤하다
오전에 1시간 정도 잠을 잤더니 개운하다

2012년 3월 16일
음식을 조금씩 줄이라는 말씀에
조금 먹으려니까 자꾸 더 먹어지는 것 같다
점점 몸무게가 많이 나간다

2012년 3월 17일
친구의 예식이 있어서 갔는데 고기 종류가 먹고 싶어서
훈제오리와 눌린 돼지고기 얇게 썬 것을 다섯 개 먹었다
매일 야채 위주로 먹는데 가끔은 고기 종류도 먹고 싶어진다

2012년 3월 18일
감기와 몸살이 찾아오려 한다
오늘은 집 안에서 푹 쉬었다
점심에 꽁보리밥을 만들어두었다
꽁보리밥에 야채를 넣고 썩썩 비벼 먹으면 속도 편해진다
한 사발 해놔서 아마 며칠 동안 먹어야 될 거 같다

2012년 3월 19일

자연인님께서 전화를 주셨다

이젠 봄나물도 많이 먹으라고 하셨다

봄나물은 된장에 들기름을 조금만 넣고

조물조물 무쳐서 먹으면 된다고 일러주셨다

2012년 3월 20일

감기 기운이 약간 있으나 붓기는 없다

갈증도 많이 사라졌다

〈살아있는 맛〉

함박눈이 내리는 눈길 포옥 쌓인 눈 속으로

꼼지락 꼼지락 발가락이 걸어간다

함박눈의 춤사위는 휘몰아치고

내 님의 볼엔 미소가 나비 되어 날아오른다

이것이 살아있는 맛이다

내 오늘도 살아있기에 오늘도 꼼지락거리고 있다

근본요법으로 좋아진 증상

어떤 약물도, 음식도, 식품도 특별히 먹은 바 없이

환골요법(골반을 부드러워지게 하는 자세 유지)으로

3개월 만에 유방암 말기 종료됨

좋아진 증상

(1) 조금만 움직여도 숨이 차다 ⇨ 완전 사라짐
(2) 부종이 심하다 ⇨ 완전 개선됨
   (예전에는 주먹을 쥘 수 없었는데 지금은 편안하다)
(3) 입안과 목이 헐어 있다 ⇨ 다 나았다
(4) 불면증이 심하다 ⇨ 숙면을 한다
(5) 속이 쓰리고 아프다 ⇨ 없어짐
(6) 왼쪽 다리가 저리다 ⇨ 없어짐
(7) 피부에 기미와 주근깨, 검버섯, 잔주름이 많이 생겼다
   ⇨ 피부가 맑아지고, 주근깨 기미가 엷어지고 거의 사라짐
(8) 혈변으로 화장실 가기가 겁난다 ⇨ 지금은 황금색으로 쾌변임
(9) 이가 들떠 음식 먹기가 힘들다 ⇨ 잇몸이 튼튼해졌다

호전되어 약 복용 중지 (근본요법 3개월째)

(1) 항암제 일절 끊음
(2) 고혈압야 끊음
(3) 갑상선 기능 저하증 약 끊음
(4) 혈액순환제 복용 중지

이젠 어떤 약도 먹지 않는다

강○○은 암이 완치되어 십여 년이 넘게 지난 현재 어떤 약도, 특별한 식품도, 병원치료도 하지 않으며, 다만 자연인 제안으로 가끔 산에 가서 봄나물, 녹색 채소, 버섯류를 섭취하며 청주에서 건강한 모습으로 음악활동을 하며

행복하게 살아가고 있다
현재도 환골요법을 가끔 실천하고 있으며 먼 훗날 생을
마감하는 날까지 병원에 갈 일 없을 것이라 생각하고 계신다

2024년 현재
암 완치 십여 년이 지난 지금까지
몸에는 어떠한 질병도 없이 건강한 일상생활을 하고 있다

근본으로 돌아가라
　　그리하면 아픔은 소멸된다 ~자연인~

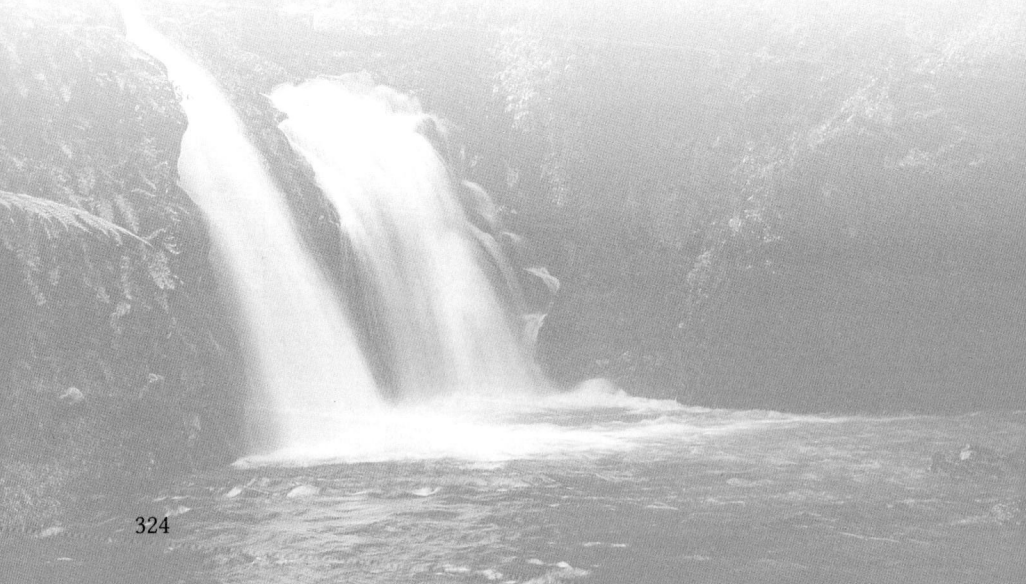

췌장암 근본치유 (일지)

성명 : 이○○ (여자, 당시 63세, 성남시 분당구 거주)

병명 : 췌장암, 당뇨, 좌측 부위 눈, 뇌, 코, 폐 압박으로 어깨 부위 통증, 백내장(왼쪽) 호르몬제 투약, 골밀도 약함, 뱃살 체지방, 얼굴 주름, 건성피부, 아랫배 냉함(요요), 92년도 직장암 제거 수술을 한 병력이 있음

자연인 의견

췌장 부위에 단단한 암 종양이 통증 유발

⇨ 2~3개월 지나면서 종양이 사라짐 예상

   감기, 몸살, 통증, 권태, 피로 예상(호전반응이니 병원 사절)

   심하게 아프면 자연인과 소통할 것

   소변 자주 마려움 예상 (약 최장 2개월) 방광 개선

   과거 직장암, 현재 췌장암 의심 증상은,

   환자의 체질 불균형으로 뼈가 구조적으로 약하여

   생겨난 질환이며, 기력의 저하로 중단 막힘 증상이 있다

2015년 3월 26일

근본요법 시작

2015년 4월 2일

감기몸살 중세로 목이 잠겨서 말소리가 낮고 쉰 목소리가 난다

왼쪽 췌장 부위 욱신욱신 (요즘은 거의 통증이 있다)

왼쪽 골반 상단 부분 통증이 새로이 나타남

누런 코 점액이 많이 나왔다

(자주 코를 심하게 풀었고, 코피 동반)

목이 잠기고(가래) 누런 코가 넘어가는 것 같아

컥컥 잔기침이 심하다

이비인후과 치료 받았음(후두염 진단)

2015년 4월 9일

옆구리 골반 상단 부위 통증이 사라짐

누런 코가 많이 줄었음

쉰 목소리가 완화되어 좀 편하다

췌장 부위 통증이 간헐적으로 있음

기침, 가래가 많이 완화됨

2015년 4월 16일

누런 코가 약간 있으며, 감기는 아닌데 가래가 끓는다

기침은 거의 안 하며, 가끔 가래 끓는 소리가 들린다

칙칙한 얼굴이 맑아지고, 조금 스마트해지고, 살이 많이 줄었음

2015년 4월 23일
가슴이 눌린 듯이 답답하다
췌장 부위 통증이 가끔씩 오는데 많이 약화된 느낌이다
목에 가래가 끼어 있는 느낌이다
누런 코가 거의 없어졌다

2015년 4월 30일
가슴이 눌린 듯한 답답함이 아직 있음
췌장 부위 통증이 가끔씩 있는데 약화된 느낌이다
목에 가래는 아직도 있으며, 누런 코도 약간 있음
얼굴 주름이 많이 없어지고 피부톤이 맑아짐

2015년 5월 7일
전과 동일

2015년 5월 14일
왼쪽 어깨 회전 시 약한 통증이 있음
왼쪽 췌장 부위 통증이 미미하게 있음

2015년 5월 21일
누런 코가 없어지고 하얀 코로 바뀜
왼쪽 췌장 부위 통증이 가볍게 뜸뜸하게 있다

2015년 5월 28일
전과 동일

2015년 6월 4일
췌장 부위 통증이 지난 1주일간 없었다

2015년 6월 11일
췌장 부위 통증이 가볍게 있는 듯하다

2015년 6월 18일
기침, 가래가 심하고, 식은땀이 계속 나오고 산만하다
안구 피로, 지치고 힘들고 피로감 있으며, 식욕 저하

2015년 6월 25일
누런 가래가 있고, 옆구리 통증은 못 느낄 정도로 약화됨
췌장 부위의 통증이 사라짐

2015년 7월 2일
심장이 편해짐(혈관 개선)
뱃살이 개선되어짐
아랫배 냉기가 개선되어짐
얼굴 주름이 엷어지고, 피부톤이 맑아짐
췌장 종양이 완전히 사라짐
욱신거리며 통증이 심했던 췌장 부위 통증 사라짐

2024년 현재

암 완치 9년이 지난 지금까지
몸에는 어떠한 질병도 없이 건강한 일상생활을 하고 있음

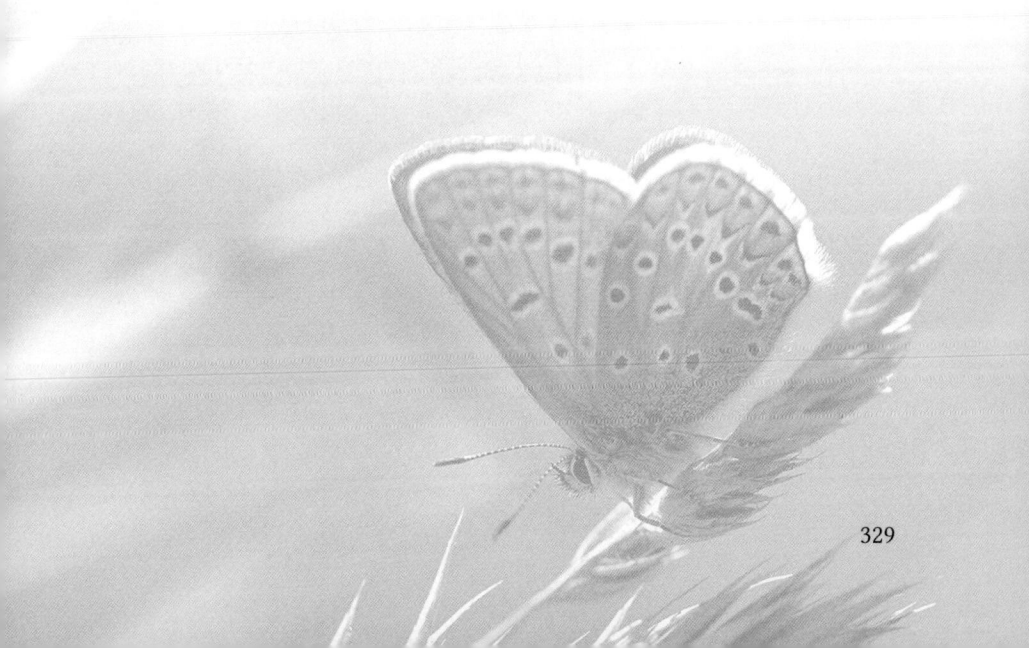

난치병 근본치유 (일지)

성명 : 박○○ (남, 32세, 성남시 분당구)
병명 : 크론병(10년), 소화불량, 가스 참, 장내 염증, 허리디스크,
다리부종, 담낭결석
대증치료 : 서울 A 병원에서 장 염증약 10년째 처방하여 복용 중
(유산균제 병행 복용)

위 증세에 대한 자연인 의견

크론병의 호전 중상으로 설사 또는 변비가 잠깐씩 (길면 하루 또는 가끔씩) 찾아오니 염려하지 말 것. (대장 내부의 조직에 새살이 돋아나올 때마다 나타나게 됨) 현재 골반, 대퇴부의 약한 뼈가 1~3개월 정도면 굵어지면서 근육량이 많아지게 변함(봄나물, 냉이, 달래, 머위, 씀바귀 등, 키위, 녹색 채소, 멸치 많이 섭취해줄 것)

허리디스크는 며칠 내로 거의 호전되며
앉았다 일어서도 몸이 가벼이 편해지게 바뀜
다리부종은 몇 번 부었다가 가라앉길 반복하다가 회복됨
담낭결석 서서히 사라짐

2014년 3월 19일

근본요법 시작

도인술 체조 및 환골요법 병행

별다른 느낌 없다

2014년 3월 20일

앉았다 일어날 때 허리가 무거웠는데

좀 가볍고 편안해진 느낌이다

밥맛이 좋아졌다

2014년 3월 27일

허리에 힘이 생겼으며, 좀 가벼워진 느낌이다

밥맛은 좋아졌지만 설사는 예전같이 계속된다

어두웠던 얼굴 피부색이 밝아졌다

(눈밑 부분 등이 선홍빛으로 바뀜)

2014년 4월 3일

밥맛이 좋아져 식사는 잘하는 편이나 설사는 계속함

5~6년째 계속하고 있으며

항문이 헐어서 외과치료를 병행하고 있으며

설사는 하루 3~4회

배에서 꼬르륵 소리가 하루에 4~5회 정도로 들린다

2014년 4월 10일
허리통증이 거의 사라짐
밥맛은 괜찮은 편으로 하루 설사는 3~4회

2014년 4월 17일
허리디스크는 다 나아서 없어진 상태이며
밥맛은 괜찮으며, 하루 설사는 3~4회
며칠간 몸이 좀 피로감이 있다

2014년 4월 24일
다리부종은 아직 남아있으며, 피곤 증세는 개선됨
밥맛 좋다
설사 하루 3~4회
장 염증약, 유산균제는 계속 복용 중(10년째)

2014년 5월 1일
앞전과 큰 변동 없음

2014년 5월 8일
앞전과 동일

자연인 의견
도인술 체조 일주일에 3번에서 매일 해줄 것
녹색 채소, 멸치된장국 많이 섭취해줄 것

2014년 5월 22일

설사 하루 3번으로 줄고, 소화불량이 개선되었으며
장에 가스 차는 증세가 개선됨
다리에 힘이 생겨 몸이 가벼워진 느낌

자연인 의견

박○○은 환자과정을 벗어난 상태이니
앞으로는 환자가 아닌 정상적인 일상에 임할 것
병원에서 대장 절제수술 병력에서
새로운 면역체제를 갖추어가는 단계임

2014년 5월 29일

식욕이 좋아졌으며 빵 종류를 섭취해도 괜찮다

자연인 의견

복용 중인 장 염증약 1일 3회에서 1회로 줄일 것
그리고 나서 2일에 1회로 줄이고 나서 중단할 것

2014년 6월 12일

식사, 소화 양호, 설사 3회
장 염증약 3회에서 1회로 줄임

자연인 의견

앞으로는 장 염승약 복용 중단할 것

매일 1시간 정도 걷기와 도인술 체조 매일 1회 할 것

2014년 6월 19일
큰 변화는 없으며, 2일 정도 컨디션이 떨어졌으며
가끔 어지러움 증세가 있음

2014년 6월 26일
컨디션이 지난주보다 약간 상승
어지럼증 사라졌고, 폐순환이 좀 더딘 듯하다

2014년 7월 10일
수면 하루 6~7시간 정도, 변은 약간 묽고
컨디션 양호, 복용 중인 약 없음

자연인 의견
크론병에서 해방된 상태이니 정상적인 생활할 것
새로운 면역체제 구축 중으로 음식물을 적당량 섭취할 것

2014년 8월 7일
담낭결석 통증으로 타이레놀 2일 전부터 복용 중임
감기 증상 기침, 콧물, 목 따끔거림 4일째임

2014년 8월 27일
담낭 부위 통증 많이 완화, 입맛은 좀 떨어짐

설사 매일 3회이나 일주일에 한 번은 2회로 변화됨

2014년 10월 2일
컨디션 좋으며, 일상생활이 활력이 생겼다
설사는 하루 2~3회, 곡식류는 변 상태가 양호하나
생과일, 육식류의 식사는 변이 약간 묽은 편임

2014년 10월 30일
소변량이 늘었고, 대변은 전보다 되(정상적인 변)졌으며
횟수는 2~3회

2014년 11월 20일
대변이 하루에 2번 정상적이다

2014년 12월 4일
좋아하던 인스탄트, 면 종류가 싫어졌으며
식성이 네추럴하게 바뀌었다
대변이 예전보다 더 되졌으며(하루 2회)
뼈대가 굵어졌으며, 근육량이 늘었으며, 힘이 좋아짐

자연인 의견
크론병(10년) 완치되었음
허리디스크, 다리부종, 담낭결석 완치되었음

2015년 1월 8일

밥맛이 좋으며, 식사는 잘함

컨디션은 좋지만 가끔 떨어졌다가 금세 회복된다

변은 1일 2회로 되지다

대장 절제수술 경력이 있으나 지금은 정상으로 회복됨

2014년 2월 5일

얼굴, 몸에 병색이 전혀 없음

2014년 4월 1일

뼈대가 굵어졌으며 근육량이 늘었다

변은 1일 2회로 되졌으며 양호하다

2달에 1번 혈액검사만 한다

자연인 의견

이제는 크론병 트라우마에서 벗어나는 게 좋다

참회하라

몹쓸 병이 자신의 몸에 생겨났다는 것은 우주근본을 벗어난 행위에 대한 경고음으로, 평소 생활습관이나 환경, 식생활, 정신, 육체가 정상적인 궤도를 벗어난 일상생활에서 발생된 경고성의 질환으로, 누구나 암이나 고질병에서 벗어나려 한다면 평소의 일상에서 자신의 잘못되어진 생활습관 등을 몸소 진정으로 참회하고 나서야만 질병에서 벗어날 수가 있다.

몹쓸 불치병에서 진정으로 벗어나려고 한다면, 환자 자신이 절제된 생활을 실천하면서 우주근본으로의 진입방식인 감기몸살, 발열, 누동, 진통, 변비, 설사, 복수 참, 복통, 나른함, 무기력, 병세 악화 등 차라리 죽는 게 나을 성싶은 정도를 넘어서고 나서 처절한 참회와 고통을 통한 회복과정에서 자연 섭리의 근본과정을 반드시 거치고 나서야만, 잘못된 습성으로 생겨난 질환으로 인해 썩고 부패되어 송장이나 다름없는 병든 몸을 환골탈태 과정을 거쳐 썩은 세포와 병든 골격을 바로잡아 새로운 세포와 새로운 생체조직과 새 몸으로 부여받게 된다.

암치료나 극복과정에서 잘못된 생활습관을 외면한 채, 달콤한 의료기관에 전적으로 의탁하게 되면, 썩고 부패되어 제 기능을 잃은 병든 세포조직과 뼈대는 점차적으로 자생력을 잃고 쇠락하여 병색이 깊어지게 되는 것이 우주근본이며, 암치료에서 근본치료를 벗어난 달콤한 행위에 대한 대가는 반드시 본인만이 혹독하게 치러야 하는 것이 자연 본래이며, 예외나 외상은 없다. 근본으로 다가서면 어떠한 질병이나 아픔이 존재하지 않으며, 세상의 모든 질병은 근본으로 되돌려지면 반드시 회복되어 소멸된다.

암은 참회를 해야만 낫는다 ~자연인~

건강과 질병관리의 꿀팁

자연은 근본에너지에 의해 작동되어지는 생명체로 존재하는 모든 동식물은 에너지의 움직임에 의해서 작동된다. 생명체의 탄생, 재생, 진화되는 움직임은 자연에너지의 움직임과 동일시되며, 병이 회복되는 순간의 속도는 자연이 움직이는 기다림의 에너지 부족 증세에서 질병이 생겨나고 에너지 회복에 의해서 낫게 된다.

과로, 스트레스 등 근본이 무너진 습관 등에 의해 생겨난 이상증세인 고통, 통증 등이 머리, 심장, 가슴, 배, 어깨, 무릎 등에 생겼다 해도, 긍정적인 마인드로 자신의 면역력을 신뢰하여 자신의 잘못을 인지하여, 그에 대한 반성으로 휴식, 절제를 통하여 자연의 기다림의 시간을 인내로 소박하게 기다려 주면 대부분의 통증이나 아픔은 정상적으로 회복되어 사라져 버린다.

자연의 움직임에 의해서 이상증세가 대부분 회복되는데도 자신의 숭고한 자생기능을 경원시하거나, 자연에서 회복되는 시간을 신뢰하지 못하는 우매한 자는 대증요법을 선택하거나, 남에게 의지하는 시점부터 몸뚱이는 의도된 타인에 의해서 엉뚱한 방향으로 전개되어 난도질당하게 된다. 처음엔 가벼운 피로감, 감기몸살, 통증 등이 시간이 흐르면서 메뉴판 목록에 따라 몸에 생겨난 부위에 따라 20,000여 가지도 넘는 병명의 이름표와 300여 종의 악성질환 암이라는 이름표에 의해서, 의도하는 만큼 불량한 몸뚱이로 만들어지는 단계로 진입하게 된다.

지금의 악성질환이 몸에 있다 하여도 처음으로 돌아가 보면, 피로감에서 며칠 쉬어주고 나면 가볍게 사라질 증상인 것이고, 감기 몸살인 경우 가볍게 쉬어주고 나면 회복되어질 증세인 것이고, 배탈, 설사일 경우 한두 끼 굶거나 며칠 소식해주면 회복될 증상인데, 본인이 게으르거나 안이한 사고에 의하여, 의료 시스템에 의지한 결과물인 것이다.

밥맛이 없거나 배앓이 경우 한두 끼 정도 굶어주고
두통 또는 열이 나면 물수건으로 가볍게 찜질해주고
어깨, 무릎, 허리의 통증이 생기면 무리하지 말고 쉬어주면서
아프고 쑤시면 가벼운 수건 찜질이나 어루만져 주고
2~3일 정도 기다려 주거나 지나면 대부분 좋아진다
그래도 안 나으면 일주일 정도 기다려 주면 대부분 좋아진다
그래도 미진하면 보름 정도 기다리면 대부분 좋아진다
그래도 미진하면 3개월 조심히 다루면서 지나면
흔적이 없어져 버린다

누구나 처음에 가벼웠던 몸의 증상이 대증치료, 약물치료 등에 휘둘리다 보면 고혈압, 당뇨, 갑상선 증세, 심장질환, 신장질환, 대

장질환, 위장질환, 고질병, 난치성 암 등이 창궐하는 몸이 돼서 종합병동이 되어버린다.

　장수가 중요한 게 아니라, 건강하게 사는 게 중요하며, 건강해야 장수하게 된다. 콩 심은 데 콩 나고, 팥 심은 데 팥이 나는 게 세상 이치이듯, 건강, 재물, 신의는 농사짓듯이 정성 들인 만큼 수확하게 되는 것이다.

　어쩌다 건강관리에 소홀하였다 하여 당장 몸에 암이 생겨났다 하여도, 암은 당장 당신을 어떻게 하지는 못한다. 조급증으로 남에게 휘둘려 대증요법에 의해 암을 없애려 한다면, 자연치유력 말살로 체력다운, 기력상실로 당신은 암에게 무릎을 꿇고 말게 되지만, 모든 질병이 생겨난 것도 자신의 잘못된 습관이 쌓여서 생겨난 것으로, 질병을 물리치려 한다면 당신의 삶이 근본으로 되돌아와야 자생력에 의해 모든 질병에서 졸업하게 된다는 사실이다.

　암이 지금 발견되었다 해도, 최소 10년에서 20여 년 이전부터의 생활습관이 근본에서 어긋난 데서 시작되어 쌓이고 쌓여 악성종양으로 나타난 것이고, 모르고 놔뒀어도 10년에서 20년 이상 동행해도 별 탈 없이 그냥 넘어갈 수도 있고, 생활습관을 바르게 하여주다 보면 본인도 모르게 사라져 버릴 수도 있는 것이다. 의료시설 장비가 넘쳐난 시대에 살다 보면, 구태여 손대지 말아야 할 단순피로 증세에도 필요 이상의 손을 쓰거나 과도한 수순을 밟게 된다.

혹자들은 불행히도 의료기관 등에서 악성질환인 암으로 구분지어 낸 악성종양을 몸에서 발견되는 시점부터, 멘탈이 무너져 버려 종잡을 수 없는 행보를 하게 된다. 가령 유방암이 초기에 발견되어 다행이다 싶겠지만 1기 진단을 받고 대중치료 방법의 산물인 약물치료, 방사선 치료, 수술로 종양을 제거해서 완치 판정을 받았다 하여도, 1~2년여 지나고 나면 유방암 2기로 진행되었다는 판정과 함께 또다시 대중치료를 받아 완치되었다 해도, 1년여 지날 시점에 3기로 진행되고, 6개월 지날 쯤에 4기 말기암으로, 그리고 얼마 못 가서 하늘나라로 떠나버리게 되기도 하며, 유방암을 완치받아서 정상적인 삶을 살다가도 10년 안쪽에 말기암으로 전개되는 안타까움을 보게 되기도 한다.

또한 건강하게 잘 지내던 사람이 어느 날 우연찮게 건강진단을 받는 과정에서 폐암 4기의 말기암이라는, 시한부 인생이라는 청천벽력의 날벼락을 받지만, 의료 시스템에 의지하는 경우는 아무리 건강한 사람이라 해도 6개월 후에는 이 세상 사람이 아닐 경우가 일반화되어 있다. 만약에 그 사람이 의료 시스템에 의지하지 않았다면 10~20년 지나도 탈 없이 살고 있거나, 스트레스, 과로를 잘 적응하는 근본 생활자세로 부드러운 몸으로 전환하였다면, 당시에는 말기의 폐암이나 유방암이라 할지라도 지금은 건강한 정상인으로 돌아와 천수를 누리게 되는 것이 당연한 일일 것이다.

의도의 산물인 대중요법의 대표적 항암 치료방법인 약물, 수술, 방사선에 의지하는 순간부터 체력과 기력이 동시에 바닥으로 내동댕이치면서, 면역력부터 말살시켜 버리고 나면 당신의 운명은 의료 시스템에 의한 동아줄 신세로 전락되어 버리고 만다. 그런고로 암은 정신적인 멘탈이 중요하다. 아무리 무너져 가는 몸뚱이도 인류의 존재를 이루는 근본으로 돌아와 주면 아주 손쉽게 굴레를 벗어날 수가 있다. 자신의 자생력에 의지하여 살아가는 자연 근본으로 돌아오게 되면 건강한 삶을 살게 되는 것이고, 끝까지 대중요법을 고집한다면 시스템에 의해서 죽음이 돼서 자연으로 돌아가는 방법을 택하게 되는 것이다.

자연인의 일상 생활습관

- 절식한다

  하루 2끼 이상 먹지 않는다

  반찬은 3찬 이하로 줄인다

  시장끼를 느껴야 부족한 듯 먹는다

- 매일 1시간 걷기 생활화

  이완운동, 스트레칭 생활화

- 긍정적 사고

  스트레스 없는 일상생활

  매사 긍정적인 마인드

  매사 인내, 용서, 배려가 답이다

- 복식호흡, 노래 부르기, 악기연주
- 병원 갈 일 없다
  자신감의 건강관리로 건강검진은 받지 않는다

누구나 근본으로 다가서서
일상을 열어가면 생활이 지복하고
몸과 마음이 늘 부드럽고
병 없이 장생을 이루게 되며
죽음에 이르러도 기꺼이
즐거이 숙명으로 받아들이게 된다

제9장

근본으로

근본의 역할

회음, 백회혈을 열어주고
심장을 뛰게 하고
숨을 쉬게 하고
뇌를 움직이게 하고
눈을 밝혀주고
귀를 열어주고
손발을 움직이게 하고
배변을 보게 하여주고
산소, 혈액을 공급하여 주고
생식력을 만들어주고
질병을 다스려주고
생명의 응집력을 결성해주는
몸의 에너지를 제공하여 주고
온몸의 급소, 신경선 집결지이며
환골을 움직이게 하여주는 것은 부드러움이며
부드러움의 원료는 이완력이다

註)
우주환골은 근본으로 몸의 생명 근거지이다
몸이 근본에 이르면 병원 갈 일이 없어진다

평화롭게 근본으로

모두가 근본으로
태어난 사람은 누구나 죽는다
이래도 저래도 한세상이라지만
그래도 이 세상 마무리하는 날
미소라도 띠우고 자연으로 돌아간다면
인간으로서의 생을 마치고 하직하면서
세상에다 향내라도 남겨둘 성싶다

죽고 나면 모든 게 다 끝나버린다 하여도
숨을 쉬고 있는 지금의 순간도 삶인 것이며
숨을 거두기 전 마지막 순간까지도 자신인 것이며
떠나간 후에도 나를 알고 있는 모든 자에게
삶의 흔적과 정신을 고스란히 남겨두는 것도
소중한 내 자신의 본모습이자 자취인 것이다
호랑이는 가죽을 남기고, 위인은 업적을 남겨두게 되며
나는 떠나갔어도 정신과 흔적은 후세에 남아있게 된다

어느 날 홀연히 하늘의 부름으로 세상에 왔다가

생명을 마치면 누구나 자연으로 돌아가야 한다
숨을 거두기 전 조금이라도 복이 주어진다면
살아온 자취라도 회상하여 정리라도 해보고 싶다
눈감고 떠나기 전에 한 번쯤 만나고 싶은 사람
남아있는 그리움 정도는 해소하고 떠나고 싶다
지난 삶을 되돌아보면서 소박한 마무리는 하고 싶다
의지로 갈무리하여 떠난다면 그래도 여한은 덜지 않을까

누구나 죽음은 싫은 것이다
살아있는 자는 누구나 죽게 되며
아무리 발버둥 쳐본들 도리가 없다
조금만 더 살아보려 기를 쓰고 덤벼보겠지만
그럴수록 추잡해지고 버틸수록 몰꼴만 초라해지고
그럴수록 비참한 운명을 만드는 꼴이 아닐까 싶다
어떻게든 단 하루라도 생명을 연장해보려고 온갖 짓 다해보지만
죽음 앞에서 인간은 생명 연장에 대한 어떠한 대항력이 없다
죽음의 그림자가 찾아왔을 때 의연하게 대처하고
숙명으로 받아들이는 게 인간다운 마지막 소임이 아닐까 싶다

소박하게 사는 사람은 운명을 사전에 대비해두어
그다지 두려움을 갖지 않고 담담하게 살아가게 되어
정도껏 살아가면서 생에 대해 큰 미련 없이 순응하면서
정도 이상은 보너스 삶이란 마음가짐으로 살아가게 된다

단 한 가지 팁은 있다

우리 몸은 우주근본의 생명에너지를 얻어서 세상에 태어났다가
에너지만큼 누려 살다가 에너지가 고갈되면 근본으로 돌아간다
에너지는 우주가 존재를 이루게 되는 근본으로 에너지가 고갈되면
생명체에게는 이 세상 어디에도 버티어낼 공간은 부여되지 않는다

운명(運命)은 자연에너지를 생(生)과 결부지어 형성되는 것으로
순리대로 경영하면 맥 흐름이 유유하여,
부귀영화, 장생을 얻게 되며
의도하여 경영하면 맥 흐름이 거칠거나 풍파로 난항을 겪게 된다

누구나 근본으로 다가서서 일상을 열어가면 생활이 지복하고
몸과 마음이 늘 부드럽고 병 없이 장생을 이루게 되며
죽음에 이르러도 기꺼이 즐거이 숙명으로 받아들이게 된다
근본대로 살다 가는 것보다 더한 삶의 가치는 존재하지 않으며
우주의 근본대로 살면 생명은 최대한으로 누려가면서 살게 된다

병원에 가면 수명연장이 가능한지

현명한 사람은 인명은 재천이라 당연히 숙명으로 받아들여, 평소에 검소한 성품을 갖추어 소박한 일상으로 몸을 유지하여 관리하면서 살아가는 자는 큰 지병 없이 천수를 누려가면서 스스로 자연사를 택할 공력만큼 소신껏 살아가게 된다.

대개의 사람은 평소에 건강관리를 정도껏 한다고는 하지만 질병 또는 노환으로 세상을 마칠 때쯤 되면 죽음을 알아차리고 숙명으로 받아들여 의지로 숨을 거두고 생을 마감하게 된다. 그러나 소신이 없거나 우매한 자는 생에 대한 애착이나 탐욕 등으로 임종이 임박했거나 숨이 끊어졌는데도 병원으로 응급조치를 선택하여 한 모금의 수명이라도 어떻게든 연장해보려고 무대책에 무조건적으로 온갖 검사, 투약, 수술 등에 의지해보려고 묘술 부려보려 해보지만 죽음 앞에서는 백약이 무효로, 망신창이의 몸으로 매달려보지만 약물중독에 의한 의식이나 자각 증세 없이 산소호흡기에 매달려 자신의 운명 사실도 모른 체, 인간으로서의 임종 순간의 소중한 갈무리도 헌신짝처럼 내동댕이쳐 버리고 생을 마감하는 비참한 최후를 선택하기도 한다.

세상에 나올 때 축복 속에 우렁찬 울음을 터트리면서 태어났으면 세상을 마감하는 순간에도 자신의 의지에 의해 삶을 마감하게 되면 맑은 영을 갖고, 사랑하는 가족들의 부축을 받으면서 꺼져가는 육신의 가물거려 가는 영감과 육감을 통해 황혼의 아름다움을 노래하듯 느껴가면서 생을 마감할 것인데, 산소호흡기 또는 약물중독으로 운명을 맞이하게 되는 경우는 소중한 황혼의 운명 순간을 놓쳐버린 우매한 망자가 되어 구천을 떠돌게 되는 비참한 최후의 죽음을 맞이하게 되는 것으로, 한 번 왔다 가는 소중한 삶의 흔적을 반추해볼 기회도 놓친 채 암흑에다 송두리째 날려버리는 어리석음을 범하게 되는 것이다.

운명의 순간에 이르게 되면 우리 몸은 위기의식을 감지하게 되며, 기혈작용에 의해 나머지 에너지 발현에 의해 영(氣)이 모아져서 의식이 또렷이 맑아지고, 기운을 얻었다가 소진되듯 눈을 감게 된다. 촛불이 꺼지기 직전 마지막 순간이 가장 빛나게 되는 황혼의 순간이 가장 아름다운 자연의 순간현상이며, 한 인간의 인생을 마감하는 최고조 환희의 장엄한 순간을 내동댕이치듯이, 생을 마감하는 우를 범하는 것은 소중한 한 생의 삶을 송두리째 암흑에다 내동댕이쳐 버리는 것과 다름이 없다 하겠다.

병원 안 가고 자연사 하면 원통하지 않을까

병원에 가면 분명코 위기의 순간을 잘 넘기고 어쩌다가 기적적으로 회생할 수 있을 것 같은데, 무지로 죽는 게 아닌가 하는 조바심이 생길 수도 있으나, 인명은 재천으로 버틴다 하여도 이승엔 머무를 공간이 없다.

죽음을 피하여 연명해보려는 것은 허황된 욕심일 뿐으로 결국에는 약물중독과 산소호흡기에 의지하여 의식도 없이 운명의 순간을 놓치고 허망하게 숨을 거두게 된다. 산소호흡기를 매달고 무의식 상태에서 숨만 내쉬는 수명 연장은 삶이 아닌 것이며, 하늘이 존재를 이루는 근본이치를 산소호흡기에 매달린다 하여, 우주의 존재를 이루는 근본이 흔들리지가 않으며, 더구나 의사에게 운명을 결정짓게 하는 것은 가련할 뿐이다.

운명은 하늘의 이치로 누구나 어쩔 수 없다 하드래도, 철저한 건강관리는 인간 자신만이 할 수가 있는 유일한 영역으로 자연 근본에 이르는 생활자세를 항심으로 소박하게 유지하여 관리하여 주면, 건강한 몸을 만들게 되어, 본인이 노력하는 만큼은 수명을 연장하거나 천수를 다할 수는 있겠으나, 임종의 순간은 건강관리와는 달리, 기적을 바란다 하여도 어디에도 버틸 공간이 없다.

자신의 건강관리는 소홀히 하면서 건강해주길 원하고, 병원 가서도 고치지 못하는 지병을 가지고 있으면서 자신은 죽음에 앞서서 하늘의 기적이 생기게 하여주는, 병원에 가서도 죽지 않게 영생하는 방법은 천하에 없다.

몸의 지병이 많으면서도 남보다 더 오래 사는 법은 탐욕의 극치를 보여주는 우매한 자의 염원인 것이며, 누구보다도 건강하고 장생을 원한다면, 평소의 소박한 건강관리를 하여주면 에너지가 활성되어, 큰 지병 없이 가벼운 몸을 유지하면서 원하는 만큼 장생할 수는 있다. 즉 부드러운 근본에너지에 머무르는 한 죽음은 피해간다.

반드시 병원에 가야 할 경우란 팔다리 골절 등 몸의 뼈가 부러지고, 살이 터지는 타박상인 경우는 병원에 가야겠지만, 암, 심혈질환, 대사증후군 등 고질병은 병원에 가도 낫질 않는다. 고질병은 생활습관을 바꿔주는 것 외에는 없으며, 평소 건강관리를 게을리하는 자는 위급한 상황일 경우 병원에 가서 시스템 치료를 받게 된다.

숙환에 따른 응급실로 실려갈 경우 심폐소생술, 산소호흡기, 수액, 승압제 등 수명 연장을 위한 연명치료를 해야 할 경우가 발생할 시는 과감히 물리치고 집으로 돌아와서 자연사를 택하는 것이 소박한 인간의 참 삶인 것이며, 집으로 돌아갈 처지가 안 될 경우, 임종에 이를 경우 연명치료는 본인이 거부한다는 확실한 의사표시를 갖춘 다음, 의료기관 처치실 등에서 운명을 맞이하는 것도 한 가지 방법이라 하겠다. 지혜로운 사람은 병원에 가면 더 살 수 있는지, 아니면 운명을 맞이할 것인지는 누구보다도 자신이 잘 알게 되며, 자신의 몸이 지병이나 노환 등으로 부실하면서 이번만큼은 하늘의 기적이 일어나는 요행을 바라는 자는 어리석음의 극치이다.

자연사란 무엇인가

누구나 죽게 되는 죽음을 순리대로 받아들여 임종에 임하는 것이다. 임종은 근본으로 돌아가는 관문으로 임종에 이르게 되는 과정에 이르게 되면 누구나 음식물을 끊게 되며, 음식을 끊게 되면 사람에 따라 대개 20~60일 지나면서 탈진과정을 거치면서, 죽음을 순연히 받아들이면서 기운이 다 소진되고 나서 죽음을 맞게 된다.

자연사를 하려면

평소에 소박하게 건강관리를 실천하면서
생활자세를 바르게 하여주면 지병 없이 살아갈 수가 있다
평소에 소박하고 반듯한 생활을 유지하면 지병이 거의 없다
항상 몸을 부드럽게 유지하여 주는 것은

자연의 근본으로 큰 지병 없이 천수를 누리는 비결인 것이다

(몸이 경직되어 에너지가 고갈되어 버리면 숨이 멎는다)

자연사 하면 뭐가 좋은가
큰 지병 없이 임종을 소박하게 맞이하면
석양의 아름다운 황홀경을 가슴으로 맞이하게 된다
죽음을 여한 없이 받아들이면서
몸은 환희의 학처럼 날아간다

자연사 하여도 원통할 일 없게 하려면
평소 검소한 생활과 근본에 맞는 건강관리를 하면
노년, 황혼기에도 큰 지병 없이 천수를 다하게 되며
죽음에 순응하면 기쁨으로 승화하게 된다

운명 순간의 기분은
내려놓으면 두려움이 사라지고 환희를 얻게 되며
내려놓지 않으면 추하다
생을 마감하는 순간은 황홀경이다

죽음에 대한 두려움이란
죽지 않으려고 하기 때문에 두려움이 있고
이제는 죽어야 하는구나를 필연으로 받아들이고 나면
죽음이 두렵지 않고 편안하다

평화로운 죽음이란
죽는 순간까지 자신의 의지로 살다 가면
몸은 여한이 없어지듯 편안한 죽음을 맞이하게 된다

죽음의 순간을 알 수 있는 방법은
고수는 운기로 에너지를 경영하게 된다
환골의 생명에너지 운용에 따라
운명을 본인이 어느 정도 가름하게 된다

사후세계란
있다는 것은 구실이다

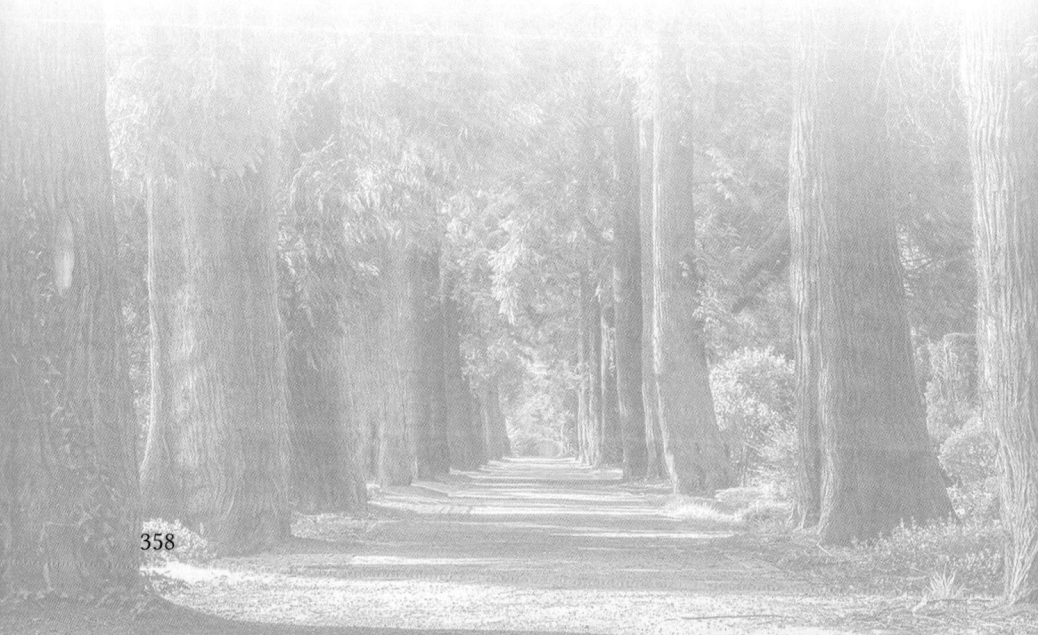

머무는 곳이 명당이다

몸이 경지에 이르면 늘 평온하고 자연에너지가
온몸을 감싸고 돌아 일상으로 기쁨이 충만하다

어느 장소에 있든 늘상
몸 운기로 별다른 휴식을 취하지 않아도
먹는 것에 구애나 얽매임 없이 늘상
에너지 운용으로 허기가 없으며
몸이 가볍고 경쾌하여 에너지는 충천하다

진인이 머무는 곳곳이 명당이며
몸이 영지(靈地)이다

근본

마음이 근본인가 했더니
몸이 사라져 버리니
횅하니 어디에도 흔적이 없네

몸이 근본인가 했더니
병듦에 뿌리째 흔들거리니
근본이라 할 수는 없고

우주환골에 이르니
숨소리는 멎어 있고
병든 모습은 오간 데 없고
저기 나뒹구는 지푸라기가 근본이네

註)
순수자연은
머무름도 병듦도 없다

자연인 이력

자연인은 시골 태생으로 부모님의 영향력은 중학교까지이다
밑천은 몸뚱이뿐이라, 배움보다는 굶주린 배가 우선으로
점원, 급사 생활로 주린 배와 밤의 잠자리를 걱정해야 하고
그런 다음으로 배움의 길로 다가서야 하는 형편으로
그때의 좌우명은 일하다 쓰러져도 미련은 없다이며

남이 8시간 일하면 나는 15시간을 일해야 하고
남이 8시간 잠자면 나는 5시간으로 줄여야 하고
남이 따뜻한 밥을 먹을 때, 수돗물로 배를 채워야 했고
남이 1,000원 쓸 때 무일푼이라 몸으로 때워야 했다
50세 전까지 설·추석 명절, 휴일, 휴가 쉼 없이
불철주야 생업 전선에서 비지땀으로 터전을 쌓았다

생활 여건으로 전문수행자의 길로 나서지도 못하였고
그렇다고 정규 배움의 혜택을 받은 경영인도 아니다
학문, 문학, 예술, 의술, 재능, 건강, 주변, 신체조건 등
어느 것도 내세울 게 없는 보잘 것 없는 서민이다

살아남기 위해 40대까지 혼신으로 생활전선의 기틀을 잡고
자그마한 기업으로 전환하여 경영, 50부터 그동안 미뤄왔던
청년 시절부터 가슴에 응축되어 있는 미혹의 갈증을 풀어내 보고자
남들이 잠자는 새벽녘의 시간대와 쉬는 틈새의 촌음을 아껴
뼈 깎는 고행 정진으로 몸이 근본에 이르게 되었다
몸을 이루고 나서의 일상, 집필, 치병을 근본운기로
70의 연령대에도 깃털처럼 몸을 가벼이 운기하여
의료 도움 필요 않는 삶을 즐거이 수(壽) 운용하고 있다

바라다보이는 그대로가 자연이고
자연 근본의 몸으로 근본에너지를 운용하여
일상을 열어가는 자연 닮은 도심의 자연인이다

몸(자연)이 순수자연의 몸을 만들어줘야
몸 안의 자연에너지를 운기하여 쓸모가 있다
삶에서 자연에너지보다 더한 가치는 없다

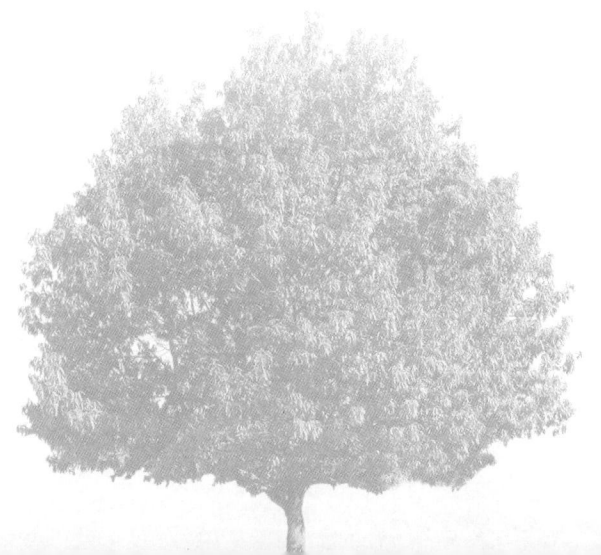